舌象临床实用图谱

王彦晖　主编

化学工业出版社
·北京·

本书集著者10多年舌诊研究之大成,从数万张舌象图片中精选近300张,力求以舌诊为主线,用形象思维的方式初步构建中医理法方药的耦合体系。本书除了阐述舌诊的基础知识外,着重研究舌象与证素、体质、治则、治法、常用中药和方剂的关系,尤其在方药的使用上,更汇集了著者多年独到的临证经验。

本书图文并茂、通俗易懂、颇多创新,既适合中医临床、科研和教学专业人士使用,也适合非中医人士学习了解中医,并可作为指导养生保健的参考书。

图书在版编目(CIP)数据

临床实用舌象图谱/王彦晖主编. —北京:化学工业出版社,2012.2(2025.1重印)
ISBN 978-7-122-13175-1

Ⅰ.临… Ⅱ.王… Ⅲ.舌诊-图谱 Ⅳ.R241.25-64

中国版本图书馆CIP数据核字(2011)第280540号

责任编辑:戴小玲	文字编辑:王新辉
责任校对:蒋 宇	装帧设计:史利平

出版发行:化学工业出版社(北京市东城区青年湖南街13号 邮政编码100011)
印 装:北京瑞禾彩色印刷有限公司
710mm×1000mm 1/16 印张9 字数150千字 2025年1月北京第1版第18次印刷

购书咨询:010-64518888   售后服务:010-64518899
网   址:http://www.cip.com.cn
凡购买本书,如有缺损质量问题,本社销售中心负责调换。

定 价:59.00元   版权所有 违者必究

编者名单

主　　编　王彦晖

副主编　何宽其　刘俊杰　张恒鸿　陈少东

编　　者（以姓氏笔画为序）

　　　　　王彦晖　王晨玫　刘俊杰　苏　瑀

　　　　　李鹏程　何宽其　张恒鸿　陈少东

　　　　　赖斯宏

Preface 序

　　世界许多民族都有其自身的传统医学。中国有中医，印度有印度医，伊朗有伊朗医，地中海文明有古埃及医、古希腊医、叙利亚医等。这些医学传统在前现代化阶段各自发展，守护着自身传统的完整性与有效性。随着现代化的推进，所有传统医学无一幸免地受到现代医学的冲击，有的传统医学消亡了，中医虽然受到强烈的冲击，却没有消亡，这与中华文化自身超强的完整性与延续性有关。

　　在现代医学的冲击下，中医也面临困境，但是，中医在文明体系内有其存在的依据和有效性，并表现出顽强的活力。中医的深厚传统与明显疗效，使其与西医形成明里互补、暗里竞争的格局，只是各自的优势表现不同。在学院内，西医倚重现代科技，拥有理论与实践上的优势话语权；在民间，中医倚重中国文化传统，不失实践优势，却在理论上存在不足。毕竟用现代科学理论无法表述中医思想的精妙。

　　现代医学体系能否容纳中国传统医学，是问题的关键所在。有人比较中医与西医，将古希腊医学与中医相提并论，认为不论中医还是西医，都是传统医学，与现代医学相对。这种讨论方式本身就置中医于被动地位，西医（现代医学）似乎任何时候都不必为自身的存在辩护，而中医却要在西医面前为自身辩护，似乎中医依旧感觉到某种无形自省的危机。

　　王彦晖教授是这种无形自省危机的亲历者。王彦晖教授在大学从教近30年，边教学边行医，据他自己说，也经历了从怀疑到挣扎最后笃行的历程，这是许多中医学者共同经历的三部曲。他们笃行的自信与坚定，来自于多年的教学与临床经验，来自于丰厚的人文修养，来自于久久涵泳于中华文化精深处获得的"悟性"。这种"悟性"之高妙，往往只可意会，不可言传。

　　现代中医的困境在于，一方面现代医学科学难以表述中医的意境，另一方面，中医必须科学地表述真理，才能在现代学术语境中获得交流与认可。如何超越这一困境？出路究竟在科学还是在人文？笔者认为，中医摆脱困境的出路，既在自然科学，亦在人文科学。

　　一位优秀的中医医者，首先应该是一位博学淹通的国学学者。平日与王彦晖教授交谈，出入儒道之间，多蒙启示。中医医理，离开国学的思维方式与术语系统，根本无法表达也无法思考。王彦晖教授指出，中医学是形象思维的医学，辨证施治，中医学的逻辑不是概念的逻辑，而是形象的逻辑。中医学的思维特点是形象思维，从舌象和脉象中，判断机体功能状态的变化，然后以阴平阳秘为标准，调整出现失调现象的机体，上工治未病。中医学是"整体性"医学，强调人体的整体状态。中医通过舌象、脉象对机体的整体状态做出判断，然后运用自然生态的中草药及针灸推拿等高效低副作用的治疗方法，调节恢复机体的内稳态。形象性医学与整体性医学，意义都只能在人文学或古典学语境中理解。无国学，则无国医。

王彦晖教授期望中医将以"整体状态调整医学"的方式参与治疗，创造人类医学事业的全新境界，未来世界医学将不再有地域文明特色的中西医之分，实现真正意义上的中西医融合。为了这一理念，他与他的团队在多年研究与实践基础上，从数万张临床舌象照片中精选出典型的近300张，加以实证分析，编写出《临床实用舌象图谱》一书，其中所附按语，包含着丰富的临证心得。于医于患，助益匪浅。

在王彦晖教授团队的研究中，我们不仅看到综合大学中医学研究的希望，也看到中医发展的希望。过去听人说，中医的希望在民间不在学府，深不以为然。如今王彦晖教授在厦门大学医学院整合中西医学、人文科学、自然科学和临床的相关力量，组织舌诊研究团队开展舌象诊断与病证关系研究，取得重大突破。证明了中医的希望在民间更在学府，最在综合大学。只有在综合大学，才有最充分的跨学科研究优势。

感谢王彦晖教授和他的团队的努力，中医医者有福了，中医患者更有福了。古人人生理想，不为良相，则为良医。所有的人，都应该为这个高尚的职业和他们的努力祝福。

是为序。

厦门大学人文学院院长 周宁教授
2011年6月12日于厦门大学南光楼

Preface 前言

国学大师梁漱溟曾在20世纪30年代指出:"凡是学问,皆有其根本方法与眼光,而不在乎得数,中医是有其根本方法与眼光的……所以说中医是有其学术上的价值与地位,惜其莫能自明。"❶中医学在21世纪的今天仍然能够以其卓尔不凡的形象独立于世,得益于其具有其他生命科学和医学所没有的观察生命和疾病的独特视角,以及与之相联系的独特思维方式,和一套针对所观察到的问题之独特解决方案。

中医学观察生命和疾病的独特视角体现在从整体角度系统观察人体,表里、寒热、虚实、升降是其观察人体功能状态的各个维度,这种观察视角的不可替代性,使迄今为止当代的西医学仍然无法对大部分中国人熟知的寒热虚实证候现象做出合理的解释,这就是梁漱溟所谓中医的根本眼光,也是中医学辨证的基础。由于把握了生命的独特生理病理规律,中医学得以采取各种独特方法和手段对机体进行调控,进而达到从西医学角度看来不可思议的疗效。证是从系统功能角度对整体生命状态的一种认识、一种概括,辨证施治的过程是从整体系统功能状态角度观察问题、发现问题、解决问题的过程,学界对此大约较能够达成共识。

中医学最让人怀疑而提出质问的大概是其不确定性,突出表现在不同中医师之间对同一问题的看法和解决方案千差万别,产生这一问题的原因多数责之:中医的掌握需要"感悟",未免夹带有很多主观因素,难以客观地定量、定性。为何中医学的学习需要悟性?悟性的基础是什么?什么是打开中医学的金钥匙?

这把金钥匙在于中医学辨证施治必需的思维方式,这种思维方法的特点是形象思维与逻辑思维相结合。在这两种思维的"结合",不是1+1的结合,而是水乳交融的结合,中医学的逻辑不是概念的逻辑,而是形象的逻辑。一般的过程是:中医学理法方药中属于逻辑思维的部分提供了辨证施治的大致方向,而形象思维的部分为具体证候的确诊和精确的用药提供依据。比如,头晕的病因病机主要有风、痰、虚三种,风、痰、虚三个字为头晕的辨证指出了病机大方向,但是

---

❶ 梁漱溟. 朝话. 北京:世界图书出版公司北京公司,2010:141-150.

究竟属于风、痰、虚的哪一种需要结合舌象和脉象来判断，左脉浮弦者属于风，舌苔厚腻、脉滑者属于痰，脉象虚者属于虚；舌象和脉象还是直接指导药量的关键，如果左关脉只是轻微弦，平肝柔肝药量必定轻，如果左关脉弦硬严重，平肝柔肝的药量必定相应增加。象在疾病的预防中有更重要的作用，生活方式失调导致的各种慢性病的发生发展过程中，在症状和西医可以诊断的疾病出现之前都有身体内环境由轻到重的失衡过程，虽然症状还没有出现，疾病还没有形成，但是大多数情况下舌象、脉象已经有所反应，上工（水平高明的中医）正是凭各种象的诊察，在症状和疾病出现前，通过舌象和脉象等的变化察觉出机体功能状态的变化，然后以阴平阳秘为标准，对已经出现轻微失调的机体进行调整，达到上工治未病的目的。因此如果没有象的诊察，就无法在病症出现前察觉机体偏颇，也就根本谈不上上工治未病。

由于形象思维是贯穿中医学辨证论治、理法方药的主要思维方法，因而匡调元教授指出："所谓辨证论治，实际上是临诊辨象论治。"❶ 在各个象的诊法中，每种象都有其视野和盲区：舌象擅长反映寒、热、瘀血、痰湿、脾虚，反应的速度较快，大约机体有偏颇之后，半天之内可有反应；脉象是身体中唯一立体并且即时、动态的象，可以瞬间反映机体的某些变化，比如情绪紧张，脉速加快；脉象有浮中沉、寸关尺之分，擅长反映气机上下内外的变动；脉象在反映虚实、气机升降、气滞、无形之痰、心脏病等方面有不可替代的作用。耳象擅长反映病位、肾精的强弱、寿命的长短、瘀血痰湿的状况。眼诊擅长反映病位、心火、黄疸、瘀血痰湿。一般而言，在辨证论治的过程中，古今医家最倚重的象莫过于舌象和脉象，有此二象辨证中最关键的寒热、虚实、升降等证素的诊断即可成立。

古往今来的中医师凡寒热、虚实、升降诊断准确者，常用药如神，反之则误人误己。去年曾遇一个中医学院毕业的骨科大夫求诊，他不幸于2007年因肝癌接受手术，之后长期服用白花蛇舌草抗癌，2009年向双肺转移，并出现呕恶、腹痛，

---

❶ 匡调元. 人体新系猜想. 上海：上海中医药大学出版社，2004：115.

诊时舌质极淡，已属脾胃虚寒，却仍在服用苦寒的白花蛇舌草。中医学院毕业生尚不辨寒热，中医思维之沦丧，令人嗟叹，可见提高中医从业人员辨证思维水平已属燃眉之急，而欲提高辨证水平应当从提高舌脉诊察水平始，可以说舌象和脉象是打开中医之路的两扇门！

由于形象思维（相对于逻辑思维）具有主客体不分的特点，导致每个中医师对同一个象的诊察和解读均有差异，这是中医学难以标准化的根本原因，即便中医以后现代化了、被世界完全接受了，这一特点也不可能消失，因为它是中医学的根本方法和眼光之所在，也是中医学的价值之所在，因此它是无法改变，也不能改变的。实际上所谓的标准化，就是人为化，作用在于方便社会中的人群达成共识和便于操作而已，标准是人为的规定，千差万别才是自然的本相。我们不能离开形象思维去把握中医学，只能设法更好地掌握它，因而，深入研究形象思维与辨证论治的关系是最为重要的基础工作。

近代科技出现之前，由于各种象的记录、复制、再现困难，学习者无法获得客观、形象的象的资料，对象的理解只能靠悟性，时至今日许多象的记录、再现仍然困难重重，有些似乎已经有些手段，如脉诊仪，但是效果远不尽如人意。现代数码相机的技术日益完善，价格日益便宜，计算机技术的发展，使图片的获取、储存和传递极为便捷。既往阻碍舌诊发展的技术瓶颈目前已经不复存在，现代数码照像技术的发展为舌诊的发展提供了极好的机遇，从来还没有一种中医四诊的资料能够如此方便、快捷和真实地被传递、被储存和共享，因此舌象已经成为中医诊察的各种象之中，被研究最多、最深入的一个，鉴于舌象对诊断寒、热、瘀血、痰湿、脾虚等关键证素具有极为重要的意义，舌诊为辨证提供了一部分关键、准确、可靠的诊断依据，相当于为漂移不定的辨证之舟提供一个稳定的锚（参照系），舌诊研究的发展和普及必将大幅度消除寒热不分、虚实颠倒的悲剧，为中医疗效的提高和中医养生的正确普及打下坚实的基础。

作为综合性大学的一名中医教师有时心情是苦闷的，因为必须时时面对目前强势学科的质疑，通常一个大学老师的任务是教学和科研，但是中医教师还必须先过临床关，因为在强手如林的环境中，自立和立人、信心和地位的唯一凭借就是疗效，而且必须是纯中医的临床疗效，你必须用它说服他人，说服自己。在综合性大学的中医又是幸运的，因为学科门类齐全，中西医都可以拥有同样的高素质观众，在这里真理容易找到同盟，谬论不至于令人完全窒息，高水平的西医环境更是磨砺、帮助中医发展的条件。形象思维要求对事物的把握必须知行合一，本书正是临床上摸爬滚打的产物。笔者三十多年来，与大部分中医学院的毕业生一样，对中医学的态度走过了一个坎坷跌宕的历程：从开始的怀疑、否定，中期的痛苦挣扎、在中西医间徘徊，到最后从大量的临床实证中确信中医药在许多疾病防治中具有巨大优势，进而笃行中医，思考中医优势背后的道理，思考中医学在未来人类医学中的地位。我们认为中医学的关键视角在于人体整体状态，观察这一状态的关键在于舌象、脉象，而贯穿整个理法方药思维过程的关键是把握形象思维，整体状态调整的靶点是恢复机体的内稳态，通过阴阳自和，实现机体的自我调节，而调整的手段是一整套自然生态的中草药及针灸推拿等高效低副作用的治疗方法，未来全世界的医院或许没有具有原创地域名称的中西医之分，中医学在未来的医院中找到它的定位——整体状态调整医学，鉴于疾病中整体状态失调的普遍性，当今医学的绝大多数学科都能得到"整体状态调整医学"的帮助，比如，癌症患者，既接受以消灭癌细胞为目的的手术、放疗和化疗，又得到从寒热、虚实、升降入手对整体状态的调整，各种疾病的临床疗效必将大为提高，人类医学事业也将步入全新的境界。

　　本书具有以下特点。（1）初步将中医辨证论治的关键要素——证素、体质、治则、治法、常用的方剂和中药与舌象联系在一起，企图尽量用形象思维的方式初步构建理法方药的耦合体系。（2）在方药的阐述上，本书大量结合笔者的临床经验。药物的使用剂量突破常规，但这基于笔者长期反复的严谨的临床验证，其用意不在标新立异、哗众取宠，而在于与同道共享临床经验，为正确把握中药的使用剂量提供参考。（3）本书内容难度的把握，控制在一般人容易学习的程度。因此，本书既适合中医临床、科研和教学专业人士使用，又可供非中医专业人士学习与参考。（4）本书对症状和舌象特征的表述，引入了半定量的方法：（+）示轻度，（++）示中度，（+++）示重度。

　　笔者要感谢厦门大学百家争鸣的学术环境，学术环境良好，则一切有生命力的学术自能生存，自能繁荣；也要感谢医学院的中西医同事们，真正的学者必以追求真理为唯一取向，虚怀若谷，不囿己见，能够在学术思想上相互砥砺、切磋和交流；感谢舌诊研究团队的每个成员为本书所付出的心血；感谢厦门市政府大力支持我系舌诊的研究，并把它列为厦门市重大科技计划项目（项目编号：3502Z20100006）；感谢福建科技出版社，出版的《观舌养生》成为畅销书给了我们巨大的鼓励；感谢每一个患者，没有你们的奉献哪有这么多的舌象照片！最后要感谢有缘一读本书的朋友，本书还很粗糙，期待您提出宝贵意见，以便不断增益修订。

厦门大学医学院副院长、教授　王彦晖
二〇一一年初夏

目录 Contents

1 舌诊基础知识 /1

1.1 舌诊的历史溯源 /1
1.2 舌的形态结构 /2
1.3 舌诊原理 /5
1.4 舌体分候脏腑理论 /5
    1.4.1 以脏腑分属诊舌部位 /6
    1.4.2 以三焦分属诊舌部位 /6
    1.4.3 以胃脘分属诊舌部位 /6
    1.4.4 现代医学解剖器官在舌面的分部 /7
1.5 舌诊的方法和注意事项 /7
    1.5.1 光线 /7
    1.5.2 舌诊姿势 /7
    1.5.3 舌诊顺序 /8
    1.5.4 辨染苔 /8
    1.5.5 刮舌与揩舌 /9
    1.5.6 季节与时间 /10
    1.5.7 年龄与体质 /10
    1.5.8 人种与舌象 /10
1.6 舌诊的内容 /11
    1.6.1 正常舌象 /11
    1.6.2 望舌质 /12
        1.6.2.1 舌神 /12
        1.6.2.2 舌色 /13
        1.6.2.3 舌形 /14
        1.6.2.4 舌态 /17
    1.6.3 望舌苔 /18
        1.6.3.1 苔质 /18
        1.6.3.2 苔色 /22
    1.6.4 舌下络脉 /23
    1.6.5 舌质与舌苔的综合诊察 /24
    1.6.6 舌象的动态诊察 /24
        1.6.6.1 风寒入里化热 /25
        1.6.6.2 温病卫气营血传变 /25
        1.6.6.3 内伤杂病的演变 /25

2 病位证素与舌象 /27

2.1 五脏证素与舌象 /28
    2.1.1 心神与舌象 /28
    2.1.2 心与舌象 /29
    2.1.3 肺与舌象 /29
    2.1.4 脾与舌象 /30
    2.1.5 肝与舌象 /30
    2.1.6 肾与舌象 /31
2.2 六腑证素与舌象 /31
    2.2.1 胃与舌象 /32
    2.2.2 胆与舌象 /32
    2.2.3 小肠与舌象 /33
    2.2.4 大肠与舌象 /33
    2.2.5 膀胱与舌象 /33
2.3 其他病位证素与舌象 /34
    2.3.1 胞宫与舌象 /34
    2.3.2 精室与舌象 /34
    2.3.3 胸膈（上焦）与舌象 /35
    2.3.4 少腹（下焦）与舌象 /35
    2.3.5 表与舌象 /35
    2.3.6 半表半里与舌象 /36
    2.3.7 肌肤与舌象 /36
    2.3.8 经络与舌象 /36
    2.3.9 筋骨（关节）与舌象 /37

3 病性证素与舌象 /38

3.1 六淫证素与舌象 /38

3.1.1　风与舌象　/38
　　3.1.2　寒与舌象　/39
　　3.1.3　暑与舌象　/39
　　3.1.4　湿与舌象　/40
　　3.1.5　燥与舌象　/40
　　3.1.6　火热与舌象　/41
　3.2　阴阳虚损证素与舌象　/41
　　3.2.1　阳虚与舌象　/41
　　3.2.2　阴虚与舌象　/42
　　3.2.3　亡阳与舌象　/42
　　3.2.4　亡阴与舌象　/43
　3.3　气血证素与舌象　/43
　　3.3.1　气虚类证素与舌象　/43
　　　3.3.1.1　气虚与舌象　/44
　　　3.3.1.2　气陷与舌象　/44
　　　3.3.1.3　气不固与舌象　/44
　　　3.3.1.4　气脱与舌象　/44
　　3.3.2　血虚类证素与舌象　/45
　　　3.3.2.1　血虚与舌象　/45
　　　3.3.2.2　血脱与舌象　/45
　　3.3.3　气滞类证素与舌象　/45
　　　3.3.3.1　气滞与舌象　/46
　　　3.3.3.2　气逆与舌象　/46
　　　3.3.3.3　气闭与舌象　/46
　　3.3.4　血瘀与舌象　/47
　　3.3.5　血热与舌象　/48
　　3.3.6　血寒与舌象　/48
　3.4　津液证素与舌象　/48
　　3.4.1　痰与舌象　/48
　　3.4.2　水饮与舌象　/49
　　3.4.3　津液亏虚与舌象　/50
　3.5　其他证素与舌象　/50
　　3.5.1　食积与舌象　/50
　　3.5.2　内风与舌象　/51
　　3.5.3　精亏与舌象　/51

4　六经病证与舌象　/52

　4.1　太阳病证与舌象　/52
　　4.1.1　太阳经证与舌象　/52
　　　4.1.1.1　太阳中风证与舌象　/52
　　　4.1.1.2　太阳伤寒证与舌象　/52
　　4.1.2　太阳腑证与舌象　/52
　　　4.1.2.1　太阳蓄水证与舌象　/52
　　　4.1.2.2　太阳蓄血证与舌象　/52
　4.2　阳明病证与舌象　/53
　　4.2.1　阳明经证与舌象　/53
　　4.2.2　阳明腑证与舌象　/53
　4.3　少阳病证与舌象　/54
　4.4　太阴病证与舌象　/54
　4.5　少阴病证与舌象　/54
　　4.5.1　少阴寒化证与舌象　/54
　　4.5.2　少阴热化证与舌象　/54
　4.6　厥阴病证与舌象　/55

5　卫气营血证与舌象　/56

　5.1　卫分证与舌象　/56
　5.2　气分证与舌象　/56
　5.3　营分证与舌象　/57
　5.4　血分证与舌象　/57

6　体质与舌象　/58

　6.1　平和质与舌象　/58
　6.2　气虚质与舌象　/59
　6.3　阳虚质与舌象　/59
　6.4　阴虚质与舌象　/60
　6.5　痰湿质与舌象　/60
　6.6　湿热质与舌象　/61
　6.7　瘀血质与舌象　/62
　6.8　气郁质与舌象　/62
　6.9　实热质与舌象　/63
　6.10　肾虚质与舌象　/63

7　中药与舌象　/65

　7.1　解表药与舌象　/66
　　7.1.1　辛温解表药与舌象　/66
　　　7.1.1.1　麻黄与舌象　/66
　　　7.1.1.2　桂枝与舌象　/66
　　　7.1.1.3　紫苏叶与舌象　/67

7.1.1.4　荆芥与舌象　/67
　　　7.1.1.5　防风与舌象　/67
　　　7.1.1.6　白芷与舌象　/67
　　7.1.2　辛凉解表药与舌象　/68
　　　7.1.2.1　薄荷与舌象　/68
　　　7.1.2.2　桑叶与舌象　/69
　　　7.1.2.3　菊花与舌象　/69
　　　7.1.2.4　葛根与舌象　/69
　　　7.1.2.5　柴胡与舌象　/70
　　　7.1.2.6　升麻与舌象　/70
7.2　清热药与舌象　/71
　　7.2.1　清热泻火药与舌象　/71
　　　7.2.1.1　石膏与舌象　/71
　　　7.2.1.2　知母与舌象　/71
　　　7.2.1.3　芦根与舌象　/71
　　　7.2.1.4　天花粉与舌象　/72
　　　7.2.1.5　栀子与舌象　/72
　　　7.2.1.6　夏枯草与舌象　/72
　　7.2.2　清热燥湿药与舌象　/73
　　　7.2.2.1　黄芩与舌象　/73
　　　7.2.2.2　黄连与舌象　/73
　　　7.2.2.3　黄柏与舌象　/73
　　　7.2.2.4　苦参与舌象　/74
　　7.2.3　清热凉血药与舌象　/74
　　　7.2.3.1　生地黄与舌象　/74
　　　7.2.3.2　玄参与舌象　/74
　　　7.2.3.3　牡丹皮与舌象　/74
　　　7.2.3.4　赤芍与舌象　/75
　　7.2.4　清热解毒药与舌象　/75
　　　7.2.4.1　金银花与舌象　/75
　　　7.2.4.2　连翘与舌象　/76
　　　7.2.4.3　蒲公英与舌象　/76
　　7.2.5　清虚热药与舌象　/76
　　　7.2.5.1　青蒿与舌象　/76
　　　7.2.5.2　地骨皮与舌象　/77
7.3　泻下药与舌象　/77
　　7.3.1　攻下药与舌象　/77
　　　7.3.1.1　大黄与舌象　/77
　　7.3.2　润下药与舌象　/77
　　　7.3.2.1　火麻仁与舌象　/77

7.4　祛风湿药与舌象　/78
　　7.4.1　独活与舌象　/78
　　7.4.2　威灵仙与舌象　/78
　　7.4.3　防己与舌象　/78
7.5　芳香化湿药与舌象　/78
　　7.5.1　苍术与舌象　/79
　　7.5.2　厚朴与舌象　/79
　　7.5.3　藿香与舌象　/79
　　7.5.4　砂仁与舌象　/79
　　7.5.5　白豆蔻与舌象　/80
7.6　利水渗湿药与舌象　/80
　　7.6.1　茯苓与舌象　/80
　　7.6.2　泽泻与舌象　/80
　　7.6.3　薏苡仁与舌象　/81
　　7.6.4　车前子与舌象　/81
　　7.6.5　滑石与舌象　/81
　　7.6.6　木通与舌象　/82
　　7.6.7　金钱草与舌象　/82
　　7.6.8　萆薢与舌象　/82
　　7.6.9　茵陈蒿与舌象　/83
7.7　温里药与舌象　/83
　　7.7.1　附子与舌象　/83
　　7.7.2　干姜与舌象　/83
　　7.7.3　肉桂与舌象　/83
　　7.7.4　吴茱萸与舌象　/84
　　7.7.5　细辛与舌象　/84
7.8　理气药与舌象　/85
　　7.8.1　陈皮与舌象　/85
　　7.8.2　枳实与舌象　/85
　　7.8.3　木香与舌象　/85
　　7.8.4　香附与舌象　/86
　　7.8.5　乌药与舌象　/86
　　7.8.6　沉香与舌象　/86
7.9　消食药与舌象　/87
　　7.9.1　山楂与舌象　/87
　　7.9.2　神曲与舌象　/87
　　7.9.3　麦芽与舌象　/88
　　7.9.4　莱菔子与舌象　/88
7.10　止血药与舌象　/88
　　7.10.1　小蓟与舌象　/88

- 7.10.2 地榆与舌象 /88
- 7.10.3 仙鹤草与舌象 /88
- 7.10.4 三七与舌象 /89
- 7.10.5 蒲黄与舌象 /89
- 7.10.6 艾叶与舌象 /89

7.11 活血化瘀药与舌象 /90
- 7.11.1 川芎与舌象 /90
- 7.11.2 延胡索与舌象 /90
- 7.11.3 郁金与舌象 /91
- 7.11.4 丹参与舌象 /91
- 7.11.5 虎杖与舌象 /91
- 7.11.6 益母草与舌象 /92
- 7.11.7 牛膝与舌象 /92

7.12 化痰止咳平喘药与舌象 /93
- 7.12.1 化痰药与舌象 /93
  - 7.12.1.1 半夏与舌象 /93
  - 7.12.1.2 天南星与舌象 /93
  - 7.12.1.3 桔梗与舌象 /93
  - 7.12.1.4 旋覆花与舌象 /93
  - 7.12.1.5 瓜蒌与舌象 /94
  - 7.12.1.6 贝母与舌象 /94
  - 7.12.1.7 竹茹与舌象 /95
- 7.12.2 止咳平喘药与舌象 /95
  - 7.12.2.1 杏仁与舌象 /95
  - 7.12.2.2 紫菀与舌象 /95
  - 7.12.2.3 桑白皮与舌象 /95
  - 7.12.2.4 葶苈子与舌象 /96
  - 7.12.2.5 枇杷叶与舌象 /96

7.13 安神药与舌象 /96
- 7.13.1 朱砂与舌象 /96
- 7.13.2 磁石与舌象 /97
- 7.13.3 酸枣仁与舌象 /97
- 7.13.4 远志与舌象 /97
- 7.13.5 合欢皮与舌象 /98
- 7.13.6 首乌藤与舌象 /98

7.14 平肝息风药与舌象 /98
- 7.14.1 羚羊角与舌象 /98
- 7.14.2 石决明与舌象 /98
- 7.14.3 牡蛎与舌象 /99
- 7.14.4 钩藤与舌象 /99
- 7.14.5 天麻与舌象 /99
- 7.14.6 刺蒺藜与舌象 /99
- 7.14.7 全蝎与舌象 /100
- 7.14.8 僵蚕与舌象 /100

7.15 开窍药与舌象 /100
- 7.15.1 石菖蒲与舌象 /100

7.16 补虚药与舌象 /101
- 7.16.1 补气药与舌象 /101
  - 7.16.1.1 人参与舌象 /101
  - 7.16.1.2 西洋参与舌象 /101
  - 7.16.1.3 党参与舌象 /101
  - 7.16.1.4 黄芪与舌象 /102
  - 7.16.1.5 白术与舌象 /102
  - 7.16.1.6 山药与舌象 /102
  - 7.16.1.7 甘草与舌象 /103
  - 7.16.1.8 大枣与舌象 /103
- 7.16.2 补阳药与舌象 /103
  - 7.16.2.1 鹿茸与舌象 /103
  - 7.16.2.2 肉苁蓉与舌象 /103
  - 7.16.2.3 仙茅与舌象 /104
  - 7.16.2.4 淫羊藿与舌象 /104
  - 7.16.2.5 杜仲与舌象 /104
  - 7.16.2.6 补骨脂与舌象 /105
  - 7.16.2.7 益智仁与舌象 /105
  - 7.16.2.8 菟丝子与舌象 /105
  - 7.16.2.9 沙苑子与舌象 /106
- 7.16.3 补血药与舌象 /106
  - 7.16.3.1 当归与舌象 /106
  - 7.16.3.2 熟地黄与舌象 /107
  - 7.16.3.3 白芍与舌象 /107
  - 7.16.3.4 阿胶与舌象 /107
- 7.16.4 补阴药与舌象 /108
  - 7.16.4.1 沙参与舌象 /108
  - 7.16.4.2 麦冬与舌象 /108
  - 7.16.4.3 枸杞子与舌象 /108
  - 7.16.4.4 龟甲与舌象 /109
  - 7.16.4.5 鳖甲与舌象 /109

7.17 收涩药与舌象 /109
- 7.17.1 五味子与舌象 /109
- 7.17.2 肉豆蔻与舌象 /110

- 7.17.3 莲子与舌象 /110
- 7.17.4 芡实与舌象 /110
- 7.17.5 山茱萸与舌象 /111
- 7.17.6 桑螵蛸与舌象 /111

8 方剂与舌象 /112

- 8.1. 解表剂与舌象 /113
  - 8.1.1 麻黄汤与舌象 /113
  - 8.1.2 桂枝汤与舌象 /114
  - 8.1.3 银翘散与舌象 /114
- 8.2 泻下剂与舌象 /115
  - 8.2.1 大承气汤与舌象 /115
  - 8.2.2 大黄附子汤与舌象 /115
- 8.3 和解剂与舌象 /116
  - 8.3.1 小柴胡汤与舌象 /116
  - 8.3.2 蒿芩清胆汤与舌象 /116
  - 8.3.3 逍遥散与舌象 /117
  - 8.3.4 半夏泻心汤与舌象 /117
- 8.4 清热剂与舌象 /118
  - 8.4.1 泻白散与舌象 /118
  - 8.4.2 白虎汤与舌象 /118
  - 8.4.3 清营汤与舌象 /118
  - 8.4.4 犀角地黄汤与舌象 /119
  - 8.4.5 黄连解毒汤与舌象 /119
- 8.5 温里剂与舌象 /119
  - 8.5.1 理中丸与舌象 /119
  - 8.5.2 四逆汤与舌象 /120
- 8.6 补益剂与舌象 /120
  - 8.6.1 四君子汤与舌象 /120
  - 8.6.2 六君子汤与舌象 /121
  - 8.6.3 补中益气汤与舌象 /121
  - 8.6.4 四物汤与舌象 /121
  - 8.6.5 六味地黄丸与舌象 /122
  - 8.6.6 肾气丸与舌象 /122
- 8.7 安神剂与舌象 /123
  - 8.7.1 朱砂安神丸与舌象 /123
  - 8.7.2 酸枣仁汤与舌象 /123
- 8.8 理气剂与舌象 /124
  - 柴胡疏肝散与舌象 /124
- 8.9 理血剂与舌象 /124
  - 8.9.1 血府逐瘀汤与舌象 /124
  - 8.9.2 温经汤与舌象 /124
- 8.10 治风剂与舌象 /125
  - 8.10.1 川芎茶调散与舌象 /125
  - 8.10.2 天麻钩藤饮与舌象 /125
- 8.11 治燥剂与舌象 /126
  - 8.11.1 杏苏散与舌象 /126
  - 8.11.2 沙参麦冬汤与舌象 /126
- 8.12 祛湿剂与舌象 /126
  - 8.12.1 平胃散与舌象 /126
  - 8.12.2 千金苇茎汤与舌象 /127
  - 8.12.3 三仁汤与舌象 /127
  - 8.12.4 甘露消毒丹与舌象 /127
  - 8.12.5 五苓散与舌象 /128
  - 8.12.6 真武汤与舌象 /128
- 8.13 祛痰剂与舌象 /129
  - 8.13.1 二陈汤与舌象 /129
  - 8.13.2 温胆汤与舌象 /129
  - 8.13.3 小青龙汤与舌象 /129
- 8.14 消导化积剂与舌象 /130
  - 8.14.1 保和丸与舌象 /130

1 舌诊基础知识

舌诊是中医辨证不可缺少的客观依据。清代医家杨云峰在《临证验舌法》中说："凡内外杂症，亦无一不呈其形、著其气于舌……据舌以分虚实，而虚实不爽焉；据舌以分阴阳，而阴阳不谬焉；据舌以分脏腑、配主方，而脏腑不差、主方不误焉。危急疑难之顷，往往症无可参，脉无可按，而惟以舌为凭；妇女幼稚之病，往往闻之无息，问之无声，而惟有舌可验。"由此可见，舌象作为重要的辨证指标，客观准确，简便易行，是中医临床最可靠、最重要的诊断依据之一。

1.1 舌诊的历史溯源

中医舌诊历史悠久，据考证，早在3000年前的殷商时期就有舌诊的记载，如殷墟出土的甲骨文上便有"贞疾舌"一词。春秋战国时期的《黄帝内经》中约有六十多条与舌诊相关的记载，其中《灵枢》以舌的解剖生理论述为主，例如《灵枢·肠胃》记载："舌重十两，长七寸，广二寸半"；而《素问》则以舌的病理化论述为主，例如《素问·刺热》记载："肺热病者……舌上黄。"东汉·张机著《伤寒杂病论》，对病理舌苔有较详细的描述，并以舌象作为辨证依据，定出治则与处方。晋朝时期，皇甫谧的《针灸甲乙经》开创运用针灸方法治疗舌病的先例。元代《敖氏伤寒金镜录》作为第一部舌诊专书，以12舌图验证、论说伤寒表里，其法浅而易知，但因其人秘而不传，故未能流传于世，后为同时代的杜清碧发现，将其增补24图，合为36图，并列方于图下，增订成今所见的《敖氏伤寒金镜录》，对舌诊的发展作出了积极的贡献。明清时期，随着温病学派的兴起，对辨舌验齿尤为重视，如戴天章以吴有性的《瘟疫论》为基础，发展以舌分辨瘟疫与伤寒；叶桂则提倡温热病的辨舌规律，并将舌诊与卫气营血、三焦辨证紧密结合。民国时期，曹炳章（赤电）撰写了中医舌诊里程碑式的著作《辨舌指南》，附彩图122舌，墨图6舌，能初步以现代医学的解剖、组织、生理学来阐明祖国医学的舌诊原理，并把历代医家论舌之精华汇集一书，为近代研究舌诊之重要参考书。新中国成立以后，对舌诊进行了一系列的研究工作，取得了一定成绩，如北京中医学院（现北京中医药大学）编著的《中医舌诊》及《舌苔图谱》，陈泽霖和陈梅芳著《舌诊研究》。目前，世界范围内的舌诊研究方兴未艾，传统研究进一步深入，并且呈现多学科、多方法、人体观察与动物实验相结合的新特点。如在人体采取荧光检查、舌印检查、舌活体显微观察、舌活体涂片检查、细菌免疫生化检查，以及应用各种仪器，如用测温计来测定舌温，用水分测定器来测定舌的干湿度，以新创制的仪器测定舌苔、舌质颜色等，其目的在于使舌诊有客观的定性、定量指标，以弥补肉眼观察之不足，从而探求舌象变化的机制。在动物实验方面，制造某种动物模型，进行试验治疗，以进一步解释这种舌象形成和消退的机制。在临床研究方面，运用辨证与辨病相结合的方法，总结观察舌象的经验，为许多疾病的诊断、病情观察、预后判断等提供重要指标，其中在烧伤、传染病、感染性疾病、肿瘤等方面取得了突出成果。对中医学思维方式的研究，使人们认识到中医学具有独特的观察生命的角度和不同于现代医学的思维模式，形象思维作为中医学主要的思维模式，赋予了舌诊更加重要的作用。另外，数码相机和计算机的出现以及互联网的广泛使用，大大提高了舌象的采集和分析技术，有力地促进了舌诊学术的传播。2005年，全球第一个中医舌诊专业网站www.tongue.com.cn由笔者领导的中医舌诊研究团队创立，标志着舌诊研究网络化时代的来临。总之，随着科学思想、技术手段和中医学的发展，中医舌诊的研究也将向更广、更深的领域发展。

1.2 舌的形态结构

　　舌为一肌性器官，由黏膜和舌肌组成，故《灵枢·经脉》说："唇舌者，肌肉之本也。"它附着于口腔底部、下颌骨和舌骨，呈扁平而长形。其主要功能是辨别滋味，调节声音，拌和食物，协助吞咽。《灵枢·忧恚无言》说："舌者，音声之机也……横骨者，神气所使，主发声者也。"《中藏经·论小肠虚实寒热生死逆顺脉证之法》说："舌之官也，和则能言而机关利健，善别其味也。"舌肌是骨骼肌，呈纵行、横行和垂直方向排列（图1），使舌自由地伸缩、卷曲，柔软而无偏斜，保证了舌的功能活动。

　　舌的上面叫舌背，中医称为舌面，下面叫舌底。舌背又分为舌体和舌根两部分，舌体和舌根以人字沟为界。伸舌时一般只能看到舌体，故中医舌诊的部位主要是舌体。习惯上将舌体的前端称为舌尖；舌体的中部称为舌中；舌体的后部，人字沟之前，称为舌根；舌体两侧称为舌边（图2）。舌体的正中有一条不甚明显的纵行皱褶，称为舌正中沟。当舌上卷时，可看到舌底。舌底正中线上有一条连于口腔底的皱襞，叫舌系带。系带终点两侧各有一个小圆形突

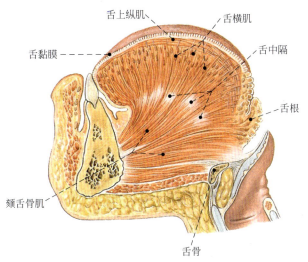

(a) 舌肌（舌正中切面）

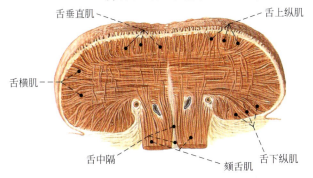

(b) 舌肌（舌横切面）

图1 舌肌

图片来源：R.Putz and R.Pabst, Sobotta Atlas of Hunman Anatomy,Volume 1,13th English Edition, Lippincott Williams & Wilkins；2001:109.

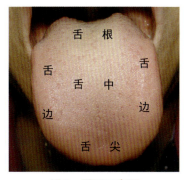

图2 舌面示意图

起,叫舌下肉阜,皆有腺管开口,中医称其左侧的为金津,右侧的为玉液,是胃津、肾液上朝的孔道。

舌面上覆盖着一层半透明的黏膜,舌背黏膜粗糙,形成许多突起,称为舌乳头。根据形状不同,舌乳头分为丝状乳头(图3)、菌状乳头(图4)、轮廓乳头(图5)和叶状乳头(图6)四种。其中丝状乳头与菌状乳头对舌象的形成有着密切联系,轮廓乳头、叶状乳头与味觉有关。

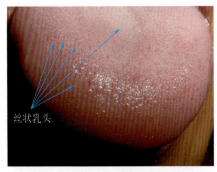

图3　丝状乳头

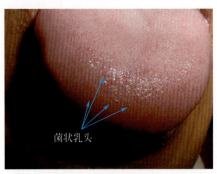

图4　菌状乳头

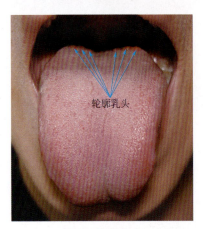

图5　轮廓乳头

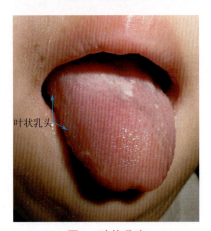

图6　叶状乳头

丝状乳头数目最多,分布在舌尖、舌体和舌边,呈细长圆锥形,高2～3mm。它的复层扁平上皮常有角化和脱落,再混以食物残渣、唾液等,使舌黏膜表面覆以一层白色薄苔,称舌苔。此处上皮的形状和颜色,常随健康情况而发生改变。

菌状乳头数目较少,多见于舌尖,散在于丝状乳头之间,呈菌状,基部窄而顶端钝圆。上皮表面比较平滑,有时可见有味蕾存在,固有膜中血管丰富,故乳头呈红色,肉眼观察呈红色小点。菌状乳头的形态及色泽改变,是舌质变化的主要因素。

1.3 舌诊原理

中医传统理论认为舌与经络相连，直接或间接联络脏腑，手少阴心经沿食管，其经别系舌本；足少阴肾经循咽喉，夹舌本；足厥阴肝经络舌本；足太阴脾经连舌本、散舌下；足太阳膀胱经经筋结于舌本；肺系上达咽喉，与舌根相连。

同时舌与脏腑功能相关，如舌为心之苗，心气通于舌，心主血脉而藏神，故舌体的色泽变化，反映"心主血脉"的功能；舌体运动是否灵活自如，语言是否清晰，反映"心主藏神"的功能。舌为脾之外候，舌苔是胃气蒸化谷气上承于舌面而生成，与脾胃运化功能相适应，舌象的变化，反映全身营养和代谢功能、气血的生化状况。肾藏精，在液为唾，脾在液为涎，均为津液组成部分，关系着舌体之润燥，反映脾肾的功能。总之，人体内部的变化，脏腑虚实、气血盛衰、津液盈亏均可反映于舌象。

生物全息律理论[1]认为，每个生物体的每一具有生命功能又相对独立的局部称为全息元，包括了整体的全部信息。全息元在一定程度上可以说是整体的缩影。舌是人体唯一可以外露的内脏器官，是观察人体的一个全息元，因此可以较为迅速、准确地反映内脏病变。

胚胎学认为，舌的上皮组织和胃、小肠等的上皮组织都由内胚层发育而来，同时，舌和胃肠同属消化道器官，因此舌和胃肠有极为密切的关系。当舌苔少或无苔时，舌面乳头通常萎缩，我们推测此时胃肠等消化道器官的上皮组织也像舌面上皮组织一样有萎缩现象，因此临床上慢性萎缩性胃炎患者常常见到镜面舌，功能性消化不良患者常常见到舌苔少或无苔，这也佐证了"舌苔由胃气所生"的中医理论；当舌红、舌苔厚腻时，舌面乳头通常有充血、水肿等炎性变化，推测此时胃肠等消化器官的上皮组织也像舌面上皮组织一样有充血、水肿等炎性变化，因此慢性肥厚性胃炎、慢性糜烂性胃炎、肠伤寒、克罗恩病、溃疡性结肠炎等患者常常见到舌苔厚腻。

1.4 舌体分候脏腑理论

从生物全息律的观点来看，任何局部都近似于整体的缩影，舌也不例外，

---

[1] 张颖清. 生命全息律. 自然杂志 [J], 1981；4(4).

故前人有舌体应内脏部位之说。其基本规律是：上以候上，中以候右，下以候下。具体划分法有下列3种。

1.4.1 以脏腑分属诊舌部位

心肺居上，故以舌尖主心肺；脾胃居中，故以舌中部主脾胃；肾位于下，故以舌根部主肾；肝胆居躯体之侧，故以舌边主肝胆，左边属肝，右边属胆（图7）。这种分法，一般用于内伤杂病。

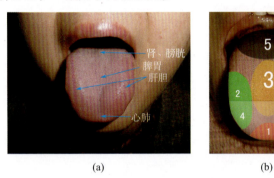

图7　舌面分候五脏

1（红色）—心；2（绿色）—肝胆；3（黄色）—脾胃；4（白色）—肺；
5（黑色）—肾、膀胱；4与1、2、3有部分重叠

1.4.2 以三焦分属诊舌部位

以三焦的上下次序来分属诊舌部位，舌尖主上焦，舌中部主中焦，舌根部主下焦（图8）。这种分法多用于外感病变。

1.4.3 以胃脘分属诊舌部位

清代医家吴坤安在《伤寒指掌·察舌辨证法》中指出，以舌尖部主上脘，舌中部主中脘，舌根部主下脘（图9）。这种分法，常用于胃肠病变。

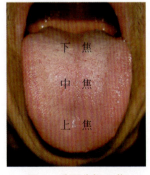

图8　舌面分候三焦

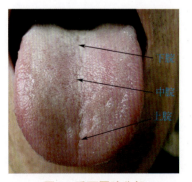

图9　舌面胃脘分部

1.4.4 现代医学解剖器官在舌面的分部

当代学者黄英儒教授曾对现代医学解剖器官在舌面的分部提出了"舌体应内脏的九区分法",有一定的临床指导意义。笔者参考其他学者的研究,结合自己的临床体会,提出现代医学解剖器官在舌面的分部(图10)。

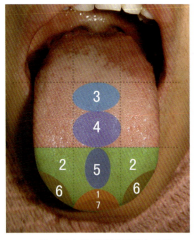
(a) 相对确定的舌面解剖器官分部

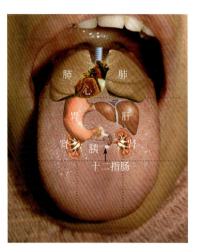
(b) 相对不确定的舌面解剖器官分部

图10 舌面解剖器官分部

1区(含7区)—大脑;2区(含1、5、6、7区)—肺;3区—胃;4区—十二指肠和小肠;
5区—大肠、直肠;6区—卵巢和乳房;7区—子宫、前列腺

1.5 舌诊的方法和注意事项

望舌要获得准确的结果,必须讲究方式方法,注意一些问题。

1.5.1 光线

充足柔和的室内自然光线,伸舌时可面向光亮处,使光线直射舌面,避开有色的墙壁、窗帘等物体反光干扰。

1.5.2 舌诊姿势

患者取坐位,重病者卧位亦可,自然伸舌,舌体放松,舌面平展,舌尖自然下垂,充分暴露舌体(图11、图12),不可过度用力伸舌,伸舌时间不应过长,可令患者稍事休息,重复观察。临床常见的错误伸舌姿势见图13、图14。

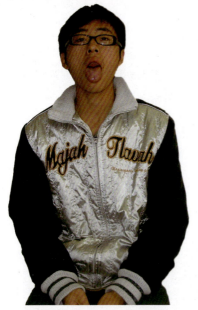

图11 正确的望舌姿势

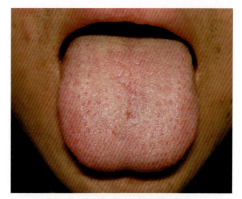

图12 正确的伸舌姿势

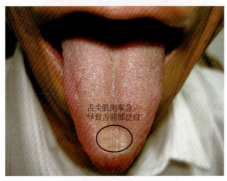

图13 错误的伸舌姿势
——舌尖肌肉挛紧

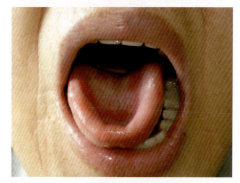

图14 错误的伸舌姿势二
——舌面卷曲，伸舌不全

1.5.3 舌诊顺序

按照舌尖→舌中→舌根→舌两边→舌下络脉的顺序进行观察。看舌八法可供参考：一看舌苔，二看舌质，三看舌尖，四看舌心，五看润燥，六看舌边，七看舌根，八看变换。

1.5.4 辨染苔

某些食物、药物可影响舌苔颜色，造成假苔，应注意问诊鉴别。应用肾上腺皮质激素、甲状腺激素，可使舌质较红；抗癌化疗，可使舌苔少，或较干燥；应用广谱抗生素，可使舌上出现黄褐色、灰黑色舌苔；应用复方甘草片，可染成黑色舌苔（图15）；应用黄连、维生素B$_2$，可染成黄苔（图16）；食花生米可使白苔厚腻；食绿色蔬菜如黄瓜、茴香等可染成绿苔；儿童食口香糖、冷食或饮料也易染成各色舌苔。

另外，光线变化也易使舌苔、舌质变化。如在室外阳光下，黄苔可变浅，舌质可由暗红变浅红，其色鲜如杨梅；室内日光灯可使舌质变浅红并略带玫瑰粉色等。

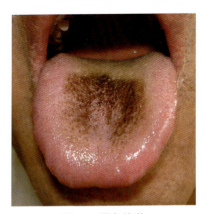

图15　黑色染苔

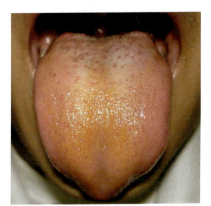

图16　黄色染苔

1.5.5　刮舌与揩舌

为观察舌之润燥、苔之松腐坚敛、有根无根，常需刮舌（图17）与揩舌（图18）以利观察。如用消毒刮舌板以中度力量，由舌根向舌尖慢刮舌面，或用消毒纱布，蘸少量生理盐水以适中力度揩抹舌面，以观察舌苔是否易刮揩

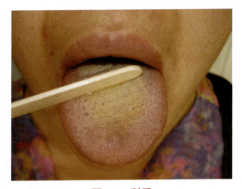

图17　刮舌

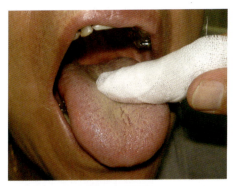

图18　揩舌

去，露出舌质的本色，以及刮、揩后舌苔复生情况；也可了解舌苔燥裂程度。

1.5.6 季节与时间

正常舌象可随四季变换而稍有变化，如夏季暑湿盛而苔易厚、易淡黄；秋季燥胜而苔多薄、干；冬季严寒舌常湿润。一天昼夜交替，舌象也有所不同，晨起舌苔略厚，色暗滞；活动进食可使舌象恢复红活薄润；张口呼吸者，舌苔薄、易燥；过度用力舌质骤红；烟酒过量，舌色也易变化失常。由于一天之中，舌象一直在发生细微的变化，尤其是吃饭咀嚼的过程，会导致舌苔轻微剥脱而变薄，因此早餐前舌苔稍厚，通常将早餐后1小时的舌象作为相对标准的舌象。

1.5.7 年龄与体质

随着年龄的增长，舌象也呈现规律变化。小儿为稚阴稚阳之体，形气未充，生机勃勃，舌鲜活娇嫩；而患病时则变化迅速，易虚易实，易寒易热，常见剥苔、红点、厚苔。常见舌生白衣白膜，或白屑如末。老年人多为气血偏虚，肾亏脾弱，舌多裂纹，或少苔、无苔。但是相对器官而言，年龄对舌象的影响较小，一些非常健康的高龄老人，仍然拥有类似中年人的基本正常的舌象。

男女体质禀赋不同，舌象亦有所不同，男性体型较高大，舌型也较大；女性气血较之男性虚弱，舌型多嫩，女性舌象在月经周期中也有相应变化，通常行经期舌尖有充血的表现。另外，肥胖之人舌多略胖而质淡，消瘦之人舌体略瘦而偏红。

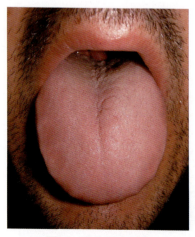

图19 白人男人舌象

1.5.8 人种与舌象

不同人种虽然肤色差异较大，但舌象无明显差异（图19～图21）。

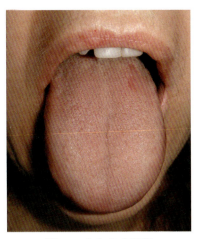

图20 白人女人舌象

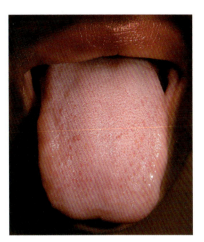

图21 黑人舌象

1.6 舌诊的内容

观舌，主要是观察舌质和舌苔两个方面的变化。舌质，又称舌体，是舌的肌肉脉络组织。舌苔，是舌体上附着的一层苔状物，由胃气所生。所谓"胃中生气"是指脾健运化，胃主受纳，脾胃生理功能正常则舌上可现一层薄润的舌苔。

1.6.1 正常舌象

正常舌象，简称"淡红舌、薄白苔"（图22～图24）。具体说，其舌体柔软，运动灵活，颜色淡红而红活鲜明；其胖瘦、老嫩、大小适中，无异常形态；舌苔薄白润泽，颗粒均匀，薄薄地铺于舌面，揩之不去，其下有根与舌质如同一体，干湿适中，不黏不腻等。

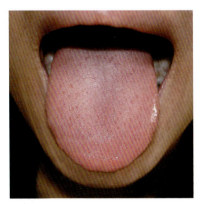

图22 成人正常舌象

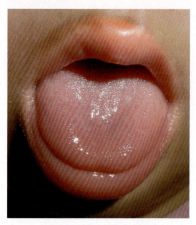

图23　小儿正常舌象

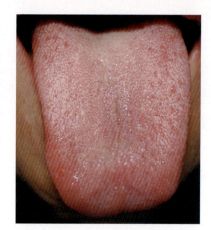

图24　老人正常舌象

1.6.2　望舌质

望舌质又分为望神、色、形、态四方面。

1.6.2.1　舌神

舌神主要表现在舌质的荣润和灵动方面。察舌神之法，关键在于辨荣枯。荣者（图25），荣润而有光彩，表现为舌的运动灵活，舌色红润，鲜明光泽，富有生气，是谓有神，虽病亦属善候。枯者（图26），枯晦而无光彩，表现为舌的运动不灵活，舌质干枯，晦暗无光，是谓无神，属凶险恶候。

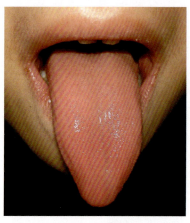

图25　荣舌

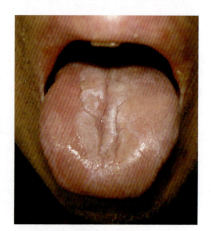

图26　枯舌

可见舌神之有无，反映了脏腑、气血、津液之盛衰，关系到疾病预后的吉凶。

1.6.2.2 舌色

色，即舌质的颜色。一般可分为淡白、淡红、红、绛、紫、青几种。除淡红色为正常舌色外，其余都是主病之色。

① 淡红舌（图27）：舌色白里透红，不深不浅，淡红适中，此乃舌体气血荣润之象，说明全身气血充足、寒热均衡、气血畅顺，故为正常舌色。

② 淡白舌（图28）：舌色较淡红舌浅淡，甚至全无血色，称为淡白舌。为舌体气血不足之象，可见于阳虚推动气血运行乏力或寒邪阻滞气血，致使气血不能营运舌体组织中，或全身气血不足，营运于舌中的气血不足，故舌色浅淡而白，所以此舌主寒证或气血不足。

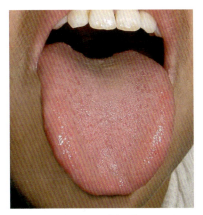

图27　淡红舌

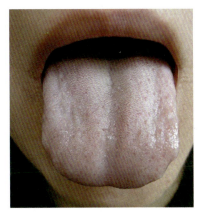

图28　淡白舌

③ 红舌（图29）：舌色鲜红，较淡红舌为深，称为红舌。因热盛致气血沸涌、舌体脉络充盈，则舌色鲜红，故主热证，可见于实证或虚热证。

④ 绛舌（图30）：绛为深红色，较红舌颜色更深浓之舌，称为绛舌。绛色

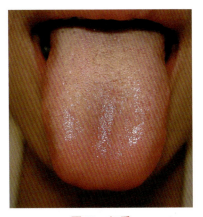

图29　红舌

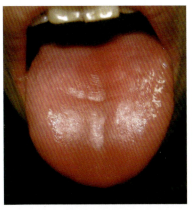

图30　绛舌

的本质是红色中含有少量黑色的成分，红为热象，黑为瘀象，因而绛舌代表热证兼有瘀血。主病有外感与内伤之分，在外感病，为热入营血；在内伤杂病，为阴虚火旺。

⑤紫舌（图31）：紫色的本质是红色中含有少量蓝色的成分，蓝为瘀象，因而紫舌主瘀血，至于寒热属性，要根据红的程度而定，若是淡白舌（舌色较淡红舌浅淡，甚至全无血色）基础上加上蓝色形成的淡紫或者青紫主寒凝血瘀，红舌基础上加蓝色形成的红紫舌主血分有瘀有热。故紫舌主病，有寒热之分。热盛伤津，气血壅滞，多表现为绛紫而干枯少津；寒凝血瘀或阳虚生寒，舌淡紫或青紫湿润。

⑥青舌（图32）：舌色如皮肤暴露之"青筋"，全无红色，称为青舌，古书形容如水牛之舌。由于阴寒邪盛，阳气郁而不宣，血液凝而瘀滞，故舌色发青，主寒凝阳郁，或阳虚寒凝，或内有瘀血。

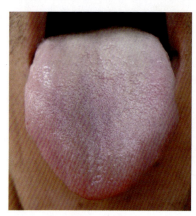
图31 紫舌

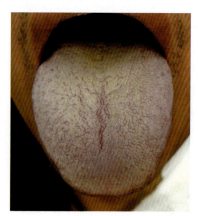
图32 青舌

1.6.2.3 舌形

舌形是指舌体的形状，包括老嫩、胖瘦、胀瘪、裂纹、芒刺、齿痕等变化。

①苍老舌（图33）：舌质纹理粗糙，形色坚敛，谓苍老舌。不论舌色苔色如何，舌质苍老者都属实证。

②娇嫩舌（图34）：舌质纹理细腻，其色娇嫩，其形多浮胖，称为娇嫩舌，多主虚证。

③胀大舌：分胖大和肿胀。舌体较正常舌大，甚至伸舌满口，或有齿痕，称胖大舌（图35），多因水饮痰湿阻滞所致。舌体肿大，胀塞满口，不能缩回闭口，称肿胀舌，多因热毒、酒毒致气血上壅，舌体肿胀，多主热证或中毒病证。

④瘦薄舌（图36）：舌体瘦小枯薄者，称为瘦薄舌。总由气血阴液不足，

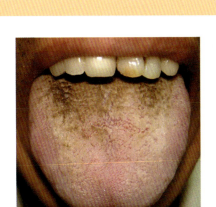
图33 苍老舌

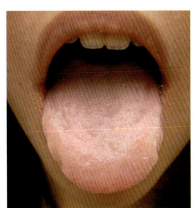
图34 娇嫩舌

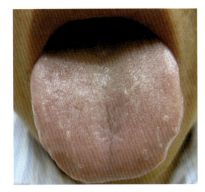
图35 胖大舌

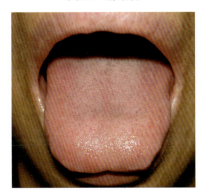
图36 瘦薄舌

不能充盈舌体所致，主气血两虚或阴虚火旺。

⑤ 芒刺舌（图37）：舌面上有软刺（即舌乳头），是正常状态，若舌面软刺增大，高起如刺，摸之刺手，称为芒刺舌，多因邪热亢盛所致。芒刺越多，邪热愈甚。根据芒刺出现的部位，可分辨热在哪一脏，如舌尖有芒刺，多为心火亢盛；舌边有芒刺，多属肝胆火盛；舌中有芒刺，主胃肠热盛。舌质焦紫起刺，状如杨梅，称为"杨梅舌"（图38），为血分热毒极盛所致，多见于烂喉痧（即现代医学所称的"猩红热"）。

⑥ 裂纹舌（图39）：舌面上有裂沟，而裂沟中无舌苔覆盖者，称裂纹舌，伴有舌体瘦薄者多因精血亏损，津液耗伤，舌体失养所致，故多主精血亏损；舌体基本正常，而舌面有少量裂纹者，此时裂纹多代表相应区域的脏腑曾经或者现在仍然有慢性病损。此外，健康人中大约有0.5%的人在舌面上有纵横向的深沟，称先天性舌裂（图40），其裂纹中多有舌苔覆盖，身体无其他不适，与裂纹舌不同。

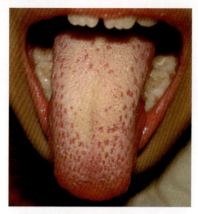

图37　芒刺舌

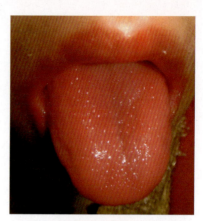

图38　杨梅舌

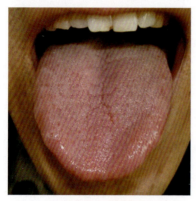

图39　裂纹舌

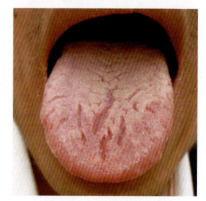

图40　先天性裂纹舌

⑦ 齿痕舌（图41）：舌体边缘有牙齿压印的痕迹，故称齿痕舌。其多由脾虚不能运化水湿，以致湿阻于舌而舌体胖大，受牙列挤压而形成齿痕。所以齿痕常与胖嫩舌并存，主脾虚或湿盛。

⑧ 舌咬伤（图42）：无病理意义。

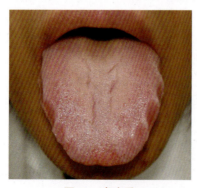

图41　齿痕舌

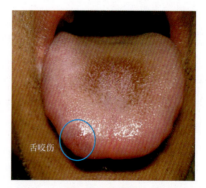

图42　舌咬伤

1.6.2.4 舌态

舌态指舌体运动时的状态。正常舌态是舌体活动灵敏，伸缩自如，病理舌态有强硬、痿软、舌纵、短缩、麻痹、颤动、歪斜、吐弄等。

① 强硬：舌体板硬强直，运动不灵，以致语言謇涩不清，称为强硬舌。多因热扰心神、舌无所主或高热伤阴、筋脉失养，或痰阻舌络所致，多见于热入心包、高热伤津、痰浊内阻、中风或中风先兆等证。

② 痿软：舌体软弱、无力屈伸，痿废不灵，称为痿软舌（图43）。多因气血虚极，阴液失养筋脉所致，可见于气血俱虚、热灼津伤、阴亏已极等证。

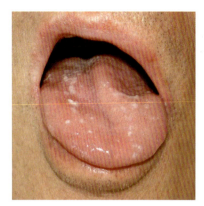

图43　痿软舌

③ 舌纵：舌伸出口外，内收困难，或不能回缩，称为舌纵。多由舌肌或经筋舒纵所致，可见于实热内盛、痰火扰心及气虚证。

④ 短缩：舌体紧缩而不能伸长，称为短缩舌（图44）。可因寒凝筋脉，舌收引挛缩；内阻痰湿，引动肝风，风邪挟痰，梗阻舌根；热盛伤津，筋脉拘挛；气血俱虚，舌体失于濡养温煦所致。无论因虚因实，皆属危重证候。舌系带过短（图45），伸舌时容易被误认为是短缩舌，实为生理变异，无病理意义。

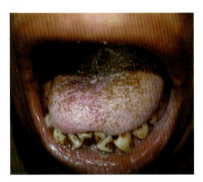

图44　短缩舌

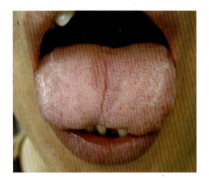

图45　舌系带过短

⑤ 麻痹：舌有麻木感而运动不灵的，叫舌麻痹。多因营血不能上营于舌而致。若无故舌麻，时作时止，是心血虚；若舌麻而时发颤动，或有中风症状，是肝风内动之候。

⑥ 颤动：舌体振颤抖动，不能自主，称为颤动舌。多因气血两虚，筋脉失养或热极伤津而生风所致，可见于血虚生风及热极生风等证。

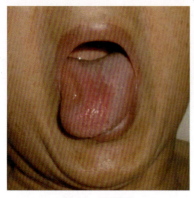

图46 歪斜舌

⑦ 歪斜：伸舌偏斜一侧，舌体不正，称为歪斜舌（图46）。多因风邪中络，或风痰阻络所致，也有风中脏腑者，但总因一侧经络、经筋受阻，病侧舌肌弛缓，故向健侧偏斜，多见于中风或中风先兆。

⑧ 吐弄：舌常伸出口外者为"吐舌"；舌不停舐上下口唇，或舌微出口外，立即收回，皆称为"弄舌"。两者合称为吐弄舌，皆因心、脾二经有热，灼伤津液，以致筋脉紧缩频频动摇。常见于小儿智能发育不全。

1.6.3　望舌苔

正常的舌苔是由胃气上蒸所生，故胃气的盛衰，可从舌苔的变化上反映出来。病理舌苔的形成，一是胃气夹饮食积滞之浊气上升而生；一是邪气上升而形成。望舌苔，应注意苔质和苔色两方面的变化。

1.6.3.1　苔质

苔质指舌苔的形质，包括舌苔的厚薄、润燥、腐腻、松牢、剥落、有根无根等变化。

① 厚薄：厚薄以"见底"和"不见底"为标准。凡透过舌苔隐约可见舌质的为见底，即为薄苔（图47）。由胃气所生，属正常舌苔，有病见之，说明邪气较少，或者病程极短，舌苔还来不及长厚。不能透过舌苔见到舌质的为不见底，即是厚苔（图48）。厚苔形成有下列主要原因：a.邪气多，其中有形邪气，如痰湿食积导致者尤厚；b.病程较久，因为舌苔的生长需要一定的时间；

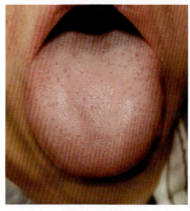

图47　薄苔

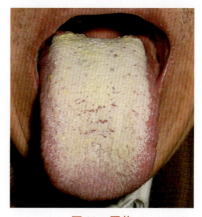

图48　厚苔

c.胃气充足，病理情况下舌苔是胃气夹邪气上蒸而成，病情危重，胃气全无的情况下，邪气虽多舌苔可能全无。舌苔的厚薄转变反映病情的进退，舌苔由薄增厚，多为正不胜邪，病邪由表传里，病情由轻转重，邪气逐渐增多，为病势发展的表现；舌苔由厚变薄，多为正气来复，内郁之邪得以消散外达，病情由重转轻，邪气逐渐减少，病势退却的表现；厚苔突然变成无苔，定是胃气消亡的危象。

②润燥：舌面润泽，干湿适中，是润苔（图49），表示津液未伤。若水液过多，扪之湿而滑利，甚至伸舌涎流欲滴，为滑苔（图50），表示有湿有寒，多见于阳虚而痰饮水湿内停之证。若望之干枯，扪之无津，为燥苔（图51），由津液不能上承所致，多见于热盛伤津、阴液不足、阳虚水不化津、燥气伤肺等证。舌苔由润变燥，多为燥邪伤津，或热甚耗津，表示病情加重；舌苔由燥变润，多为燥热渐退，津液渐复，说明病情好转。

③腐腻：苔厚而颗粒粗大疏松，形如豆腐渣堆积舌面，揩之可去，称为"腐苔"（图52），因体内阳热有余，蒸腾胃中腐浊之气上泛而成，常见于痰

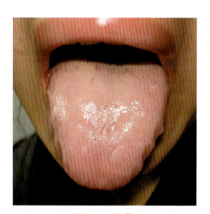

图49　润苔

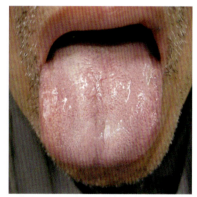

图50　水滑苔

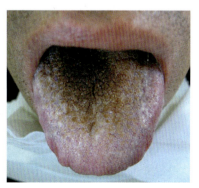

图51　燥苔

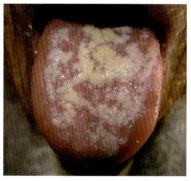

图52　腐苔

浊、食积，且有胃肠郁热之证。苔质颗粒细腻致密，揩之不去，刮之不脱，上面罩一层腻状黏液，称为"腻苔"（图53），黏液稠厚较多者称为"黏苔"（图54），多因脾失健运，湿浊内盛，阳气被阴邪所抑制而造成，多见于痰饮、湿浊内停等证。

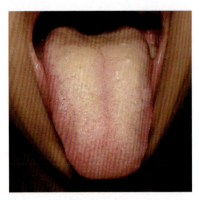
图53　腻苔

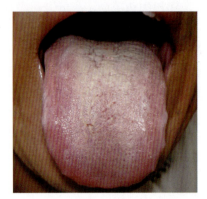
图54　黏苔

④ 松牢：舌苔松散，根蒂不深，则为松苔（图55），提示病邪轻浅、容易祛除，病程较短，病情较轻，病势不深；舌苔坚牢，紧贴舌面，根蒂较深，则为牢苔（图56），提示病邪深重、不易祛除，病程较长，病情较重，病势深牢。

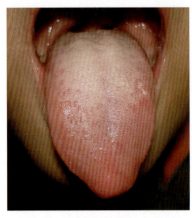
图55　松苔

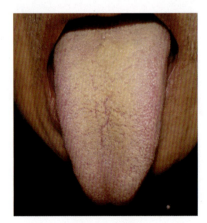
图56　牢苔

⑤ 剥落：患者舌本有苔，忽然全部或部分剥脱，剥处见底，称剥落苔。若全部剥脱，不生新苔，光洁如镜，称镜面舌或光滑舌（图57）；若舌苔剥脱不全，剥处光滑，余处斑斑驳驳地残存舌苔，称花剥苔（图58）；若不规则地

大片脱落，边缘厚苔界限清楚，形似地图，称为地图舌（图59）；若剥脱处并不光滑，似有新生颗粒者，称为类剥苔（图60）。舌苔是胃气上蒸而成。剥苔是胃气不足所致，是脾胃虚损的重要标志。剥苔的程度反映了脾胃虚损的程度，即剥苔的面积越大，反映脾胃虚损越严重。至于病性的判断还要结合舌质的颜色与润燥的情况而定，剥苔而干燥表明胃气阴两伤；剥苔而湿润，舌质淡白，表明脾胃阳气不足。另外，类剥苔也常见于过敏体质。舌苔从有到无，是脾胃受损，正气渐衰的表现；但舌苔剥落之后，复生薄白之苔，乃邪去正胜，脾胃渐复之佳兆。值得注意的是，无论舌苔的增长或消退，都以逐渐转变为佳，倘使舌苔骤长骤退，多为病情暴变征象。

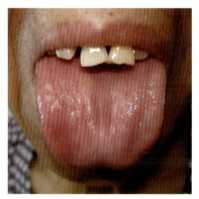

图57　镜面舌或光滑舌

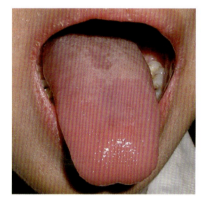

图58　花剥苔

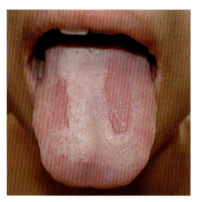

图59　地图舌

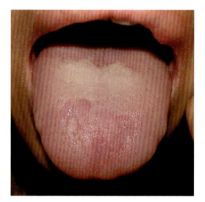

图60　类剥苔

⑥ 有根与无根：无论苔之厚薄，若紧贴舌面，似从舌里生出者，称为有根苔（图61），又叫真苔；若苔不着实，似浮涂舌上，刮之即去，非如舌上生出者，称为无根苔（图62），又叫假苔。有根苔表示病邪虽盛，但胃气未衰；无根苔表示胃气已衰。

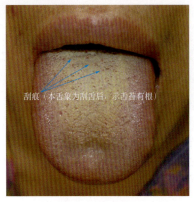 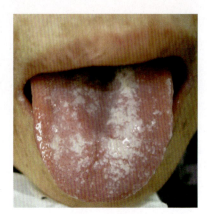

图61　有根苔　　　　　图62　无根苔

总之，观察舌苔的厚薄可知病的深浅；观察舌苔的润燥，可知津液的盈亏；观察舌苔的腐腻，可知湿浊等情况；观察舌苔的松牢、剥落及有根、无根，可知气阴的盛衰及病情的发展趋势等。

1.6.3.2　苔色

苔色，即舌苔之颜色。一般分为白苔、黄苔、灰苔、黑苔四类及兼色变化，由于苔色与病邪性质有关，所以观察苔色可以了解疾病的性质。

① 白苔（图63）：是正常苔色，一般见于正常人、病情轻浅和寒证。外感邪气轻浅时，舌苔往往无明显变化，仍为正常的薄白苔。寒证疾病多数为白苔。正常人寒热均衡即为白苔。由于白苔属于正常苔色，因此判断病性的寒热要结合舌质的颜色，白苔而舌质红为热证，白苔而舌质淡为寒证。如外感秽浊不正之气，毒热内盛，病情发展迅速，可以形成舌质红，舌面上满布白苔，如白粉堆积，扪之不燥的"积粉苔"。再如舌红，苔白燥裂如砂石，扪之粗糙，称"糙裂苔"，皆因湿病化热迅速，内热暴起，津液暴伤，苔尚未转黄而里热已炽，常见于温病或误服温补之药。

② 黄苔（图64）：一般主里证、热证。由于热邪熏灼，所以苔现黄色。淡黄热轻，深黄热重，焦黄热结。外感病，苔由白转黄，为表邪入里化热的征象。若苔薄淡黄，为外感风热表证或风寒化热。若舌淡胖嫩，苔黄滑润者，多是阳虚水湿不化。

③ 灰苔（图65）：灰即浅黑色。常由白苔晦暗转化而来，也可与黄苔同时并见。主里证，常见于里热证，也见于寒湿证。舌质红绛，苔灰而干，多属热炽伤津，可见于外感热病，或阴虚火旺，常见于内伤杂病。舌质淡白或者青紫，苔灰而润，见于痰饮内停，或为寒湿内阻。

④ 黑苔（图66）：黑苔多由焦黄苔或灰苔发展而来，一般来讲，所主病

证无论寒热，多属危重。苔色越黑，病情越重。如苔黑而燥裂，甚则生芒刺，为热极津枯；苔黑而燥，见于舌中者，是肠燥屎结，或胃将败坏之兆；见于舌根部，是下焦热甚。苔黑而滑润，舌质淡白，为阴寒内盛，水湿不化；苔黑而黏腻，为痰湿内阻。

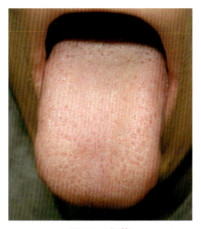

图63　白苔

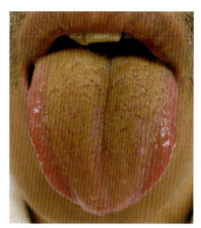

图64　黄苔

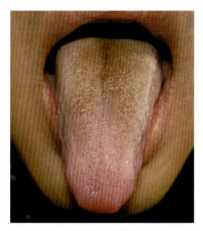

图65　灰苔

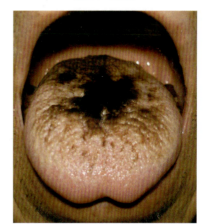

图66　黑苔

1.6.4　舌下络脉

病人张口，将舌体向上腭方向翘起，舌尖可轻抵上腭，勿用力太过，使舌体保持自然松弛，舌下络脉充分显露。首先观察舌系带两侧大络脉的粗细、颜色、有无怒张、弯曲等改变。然后察看周围细小络脉的颜色、形态以及有无紫暗的珠状结节和紫色血络。正常舌下络脉管径不超过2.7mm，长度不超过舌尖至舌下肉阜连线的3/5；颜色暗红；脉络无怒张、紧束、弯曲、增生，排列有序；绝大多数为单支，极少有双支出现（图67）。

舌下络脉细短，色淡红，小络脉不显，舌色和舌下黏膜色偏淡者，主气血不足；舌下络脉粗胀，或舌下络脉呈青紫、紫红、绛紫、紫黑色，或舌下细小络脉呈暗红色或紫色网状，或舌下络脉曲张如紫色珠子状大小不等的瘀血结节等改变，多为血瘀之证（图68）。

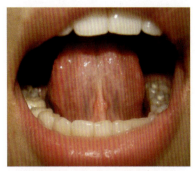

图67　正常舌下络脉

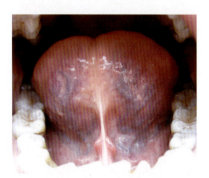

图68　舌下络脉瘀紫曲张

1.6.5　舌质与舌苔的综合诊察

疾病的发展是一个复杂的整体性变化过程，因此在分别掌握舌质、舌苔的基本变化及其主病时，还应同时分析舌质和舌苔的相互关系。一般认为察舌质重在辨正气的虚实，当然也包括邪气的性质；察舌苔重在辨邪气的浅深与性质，当然也包括胃气之存亡。从两者的联系而言，必须合参才能认识全面，无论两者单独变化还是同时变化，都应综合诊察。在一般情况下，舌质与舌苔变化是一致的，其主病往往是各自主病的综合。如里实热证，多见舌红苔黄而干；里虚寒证多舌淡苔白而润。当两者矛盾的时候，通常要遵循"舌质为纲、舌苔为目"的原则，即在舌质和舌苔所反映的病性矛盾时，以舌质为主。常见的情况有以下两种：a.病情发展迅速导致矛盾，如苔白干而舌红绛，则属燥热伤津，由于燥气化火迅速，苔色尚未转黄，便已入营；b.局部矛盾，如全身虚寒而舌质淡白，但是脾虚生湿，湿邪困阻中焦，郁而化热，舌苔淡黄腻。

1.6.6　舌象的动态诊察

人体从健康到疾病的过程，从疾病到康复的过程，舌象会出现相应的动态变化，甚至每一个人的舌象每天都在发生动态变化。舌象的动态诊察，可以预测疾病的发生，判断疾病的预后及观察疾病的进退，对指导临床诊断、治疗具有很大的意义。下面列举三种情况以阐明舌象的动态诊察。

1.6.6.1 风寒入里化热
风寒入里化热的舌象变化见图69。

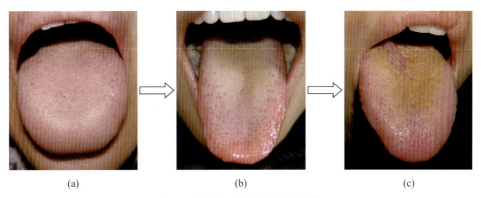

图69 风寒入里化热的舌象变化

(a) 舌淡、苔薄白，提示外感风寒，相当于太阳病阶段；(b) 舌尖红、苔薄黄，提示风寒入里开始化热；(c) 舌红、苔黄，提示风寒化热，已完全入里，相当于阳明病阶段

1.6.6.2 温病卫气营血传变
温病卫气营血传变过程的舌象变化见图70。

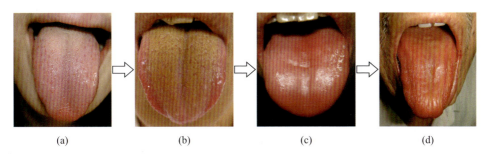

图70 温病卫气营血传变过程的舌象变化

(a) 提示卫分证，舌尖红、苔薄黄；(b) 舌红、苔黄燥，提示气分证；(c) 舌绛、苔少，提示营分证；(d) 舌干绛、无苔，提示血分证

1.6.6.3 内伤杂病的演变
内伤杂病演变的舌象变化见图71。

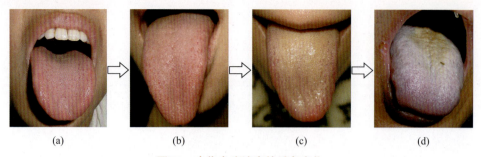

图71　内伤杂病演变的舌象变化

(a) 是比较正常的舌象；(b) 是肝郁化火的舌象；(c) 是(b)发展而来，表明肝气郁结之后，产生痰湿瘀血；(d) 是(c)的发展，表明痰湿瘀血进一步增加，机体内环境中的病理产物很多，容易产生相关病证，假如患者有癌症家族史，患癌的可能性甚大

2 病位证素与舌象

任何学科都有其基本观点和基本方法。中医学对疾病的总体看法是：疾病是体内正邪斗争或正气不足的状态及其表现，"正"泛指维持和恢复人体正常状态的势力，"邪"泛指破坏或阻碍人体回归正常状态的势力（中医学"正"和"邪"两个概念含义极为丰富，难以定义。此处作为对斗争双方的比喻，使用了"势力"一词，包括了物质、功能和信息各层面的因素）。中医学思维方法本质上是以"象"思维（模型思维）为主。在长期临床实践基础上，通过对人体生理病理现象的观察、概括和抽象，中医学建立了人体正常状态模型（平人之象）和各种异常状态模型（证）；又通过对中药影响人体现象的观察、概括和抽象，建立了各种方药作用模型（单药性味和方剂）；并且在人体状态模型和中药作用模型之间，建立了逻辑的匹配关系。通过模型的识别、匹配及反馈，可以实现对人体状态的有效控制，所以中医学方法本质上是一种控制论方法，而贯穿此过程的思维方式主要是象思维。

中医学的精髓是辨证论治。"证"表示正邪斗争着的、偏离了正常的状态，亦即"证"可以看做身体异常状态模型。所谓"辨证"，即分析临床表现，判断正邪斗争的态势及偏离正常状态的程度，从而识别为某种证模型；所谓"论治"，即依据逻辑关系找出与证相匹配的方药模型，从而进行治疗和调整。因此，证模型的辨别是中医诊断治疗的关键，证既是诊断的结果，又是治疗的根据，起着承上启下的作用。朱文锋教授提出了证素的概念：证素是构成证的基本要素，也是最小的辨证单元，可分为病性证素和病位证素。本书引用了这一观点，把证素理解为构成"证"的基本单元。

病位证素表示证发生的脏腑系统或经络，例如热证只有病性证素，没有病位证素，而肺热证或阳明经热证就明确了热发生在肺或阳明经，在这里肺或阳明经就是病位证素。病位概念与现代医学的病灶概念不同：中医学的病位不仅是一个解剖部位，更是一个功能单位，如病位在肝，既可能是肝脏本身的病变，也可能是神经系统、消化系统、免疫系统、眼等系统、器官的病变；而现代医学的病灶则表示机体出现病变的解剖学部位，如肝脏病灶是肝脏本身发生了病变。在辨证论治过程中，明确病位证素对于选方用药或选择治疗方法具有一定指导意义，如病性证素同为气逆，胃气上逆宜用半夏，肝气上逆宜用珍珠母，肺气上逆宜用杏仁，病在经络可用针灸，病在表可用外治法等。

本书采用朱文锋教授的观点，共讨论了20个病位证素与舌的关系。病位证素与舌象的分部有一定的对应关系，但较少出现特征舌象。中医历来有"舌尖主心肺，舌中主脾胃，舌边主肝胆，舌根主肾膀胱"的说法；当代的黄英儒教授提出了舌的分部的新观点，如舌尖为泌尿生殖器官的分部，舌根为心肺的分部。两种方法都有一定道理，实际应用时，可相互参考，但是对于舌的分部不能过于拘泥。一般来说，舌象难以明确表示病位，因而要确定病位证素，必须四诊合参。

2.1　五脏证素与舌象

中医五脏是指心、肺、肝、脾、肾五个藏象系统。心主血脉循行，又主神明，使五脏六腑相互协调配合，本书将心分为两个病位，一是主血脉循行之心，仍称为心，一是主神明之心，称为心神；肺主气，司呼吸，并主一身之津气宣降；脾主运化，源源不断地补充一身气血，故称后天之本；肝主一身气机之升发疏泄，并主藏血；肾主藏精，精为一身之气血的来源，故称先天之本，肾还主水的蒸腾气化。此外，中医学还把舌、脉归属于心，目、筋归属于肝，唇、肉归属于脾，鼻、皮毛归属于肺，耳、骨归属于肾。

2.1.1　心神与舌象

心神证素是对意识、思维等精神活动失常，或五脏六腑气机紊乱危殆时所表现证候的病位概括。火热、血瘀、痰、湿、暑、血热、气闭、阴虚、血虚、精亏、内风等病性证素常影响心神病位。

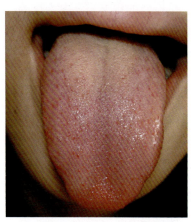

图72　舌尖红，苔薄黄
舌尖红示心火亢旺

舌象： 失眠多见舌尖红，脏腑气机危殆时可见舌动异常、舌体强硬等。典型舌象见图72。

症状和体征： 神昏，神志错乱、痴呆、恍惚、谵语，瞳神散大或缩小、对光反应消失，或失眠，多梦，健忘，烦躁，惊悸，幻觉，小儿夜啼及舌痛、舌衄、舌体溃烂等，常与心神病位有关。气机严重紊乱危殆时脉无神气，可见散、微之脉。

按： 心神是功能层面的概念，脑是解剖概念。前者可喻为Windows操作系统，后者则像CPU。

2.1.2 心与舌象

心证素是指对心主血脉循行功能失常所表现的心脏脉管搏动、血液运行失常方面的证候或舌体部位症状的病位概括。气虚、血虚、阴虚、阳虚、寒、热、气滞、血瘀、痰、水饮等病性证素常影响心病位。

舌象： 根据黄英儒的观点，舌面后1/3中部（即舌"九分区"的2区）为心脏疾病的反应点❶。典型舌象见图73。

症状与体征： 心痛，心悸，心慌，怔忡，胸闷，唇紫黯，指端青紫；或心界扩大，心包积液，心脏杂音等，常与心病位有关。心律不齐常见促、结、代之脉象。

按： 主血脉之心病位，多称为胸，如胸痹，或称真心，如真心痛。心病往往在右寸脉表现更为明显，如心气虚见右寸脉虚；而心神病往往在左寸脉表现更为明显，如失眠常见左寸脉浮。

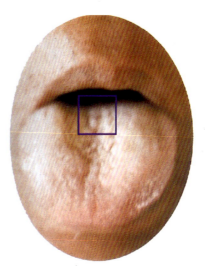

图73 舌根中部（即黄英儒的舌"九分区"2区）裂纹

示陈旧性下壁心肌梗死左室肥厚并劳损

图片来源：黄英儒编著. 跟名老中医学舌诊. 北京：化学工业出版社，2009:61.

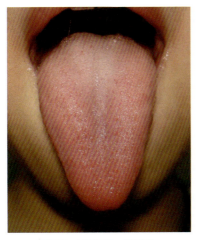

图74 舌尖红，苔薄白

舌尖红示风热犯肺

2.1.3 肺与舌象

肺证素是对肺主呼吸或肺主一身津气宣降功能失常所表现的证候或肺、气道、鼻等部位症状的病位概括。风、热、寒、燥、痰、水饮、气滞、血瘀、阴虚、津液亏虚、气虚等病性证素常影响肺病位。

舌象： 肺病位的反应区在舌前部，风热犯肺多见舌前端红赤。典型舌象见图74。

症状与体征： 咳嗽，气喘，吐痰多，咯血，喉中哮鸣音，气短，鼻翼扇动，胸痛，肺部干、湿啰音，咽喉红、肿、痛，新起眼睑或肢体水肿等，常与肺病位有关。

---

❶ 黄英儒编著. 跟名老中医学舌诊. 北京：化学工业出版社，2009:55,59.

按： 肺主宣降，故宣肺和降肺是肺病的常用治法，一般外感新病以宣肺为主，内伤久病以降肺为主。脉诊一般以右寸脉候肺。

2.1.4 脾与舌象

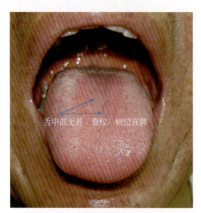

舌中部无苔，裂纹，病位在脾

图75 舌淡紫，中部裂纹，中根部无苔

脾证素是对脾主运化水谷、化生气血或脾主升清功能失常所表现出的运化迟钝、营气亏虚、水湿潴留、血失统摄等方面的证候的病位概括。湿、热、寒、气虚、阳虚、气滞、气陷等病性证素常影响脾病位。

舌象： 脾病位的反应区在舌中部。舌中部无苔或少苔，多为脾胃虚弱；齿痕舌多为脾虚湿盛。典型舌象见图75。

症状和体征： 食欲缺乏，腹胀，腹部隐痛，便溏、腹泻；气下坠感，肛门坠胀，脱肛，子宫、内脏、眼睑下垂，喜呵欠；以及身体困重，肥胖，倦怠乏力、嗜睡，慢性出血，带下量多等，常与脾病位有关。

按： 脾为后天之本，是指脾胃运化水谷以生气血的功能而言。治病和养生必须以养护脾胃为重。健脾是治脾之常法。脉诊一般以右关脉候脾。

2.1.5 肝与舌象

肝证素是对肝主疏泄和主藏血功能失常所表现的气机、情志方面的证候或发生在目、耳、乳房部位症状的病位概括。气滞、气逆、动风、血虚、阴虚、血瘀、寒、热、湿等病性证素及各种出血症状常影响肝病位。

舌象： 肝病位的反应区在舌两边。肝风内动常见伸舌不稳，舌体颤动。在舌面两侧出现的细长黏腻的唾沫线，笔者称为"肝郁线"（图76）。典型舌象见图77。

症状和体征： 情志抑郁或急躁易怒，喜叹息，两胁胀满或疼痛，乳房胀痛，口苦，头晕，暴发耳鸣、耳聋，眼部红肿痛涩，肢体抽搐、麻木，月经紊乱，身目发黄，各种出血，血压高等常与肝病位相关。肝病位症状涉及面广且变化多端，从现代医学角度来看，肝病位可能与神经系统、内分泌系统及大脑边缘系统的功能紊乱相关。

按： 肝病多为气病，故能影响全身任何部位。调气是治疗肝病的重要方法，常用理气疏肝、平肝降逆法。脉诊一般以左关脉候肝，肝病多见弦脉。

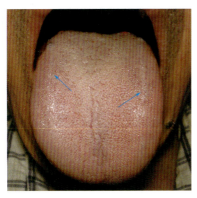

图76　肝郁线（箭头所示）

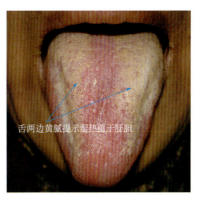

图77　舌两边黄腻苔

2.1.6　肾与舌象

肾证素是对肾主藏精、主水功能失常所表现出的生长发育、生殖功能、水液代谢方面的证候或发生在二阴、骨、耳、发、齿等部位的症状的病位概括。精亏、阳虚、阴虚、气虚、气不固、水饮等病性证素常影响肾病位。

舌象：肾精亏虚可见舌体瘦薄，肾阳虚衰可见舌体胖嫩，肾阴虚可见舌红苔少。肾病位的反应区在舌根部，肾虚有时可见到舌根部剥苔。典型舌象见图78。

症状和体征：腰酸或痛，膝酸或软，遗精、早泄、阳痿、久泄、夜尿多、耳鸣，牙齿松动，小儿发育迟缓或成人早衰症状多与肾有关。肾虚多见尺脉或沉候脉弱。

按：肾主藏精，"受五脏六腑之精而藏之"，故其他脏腑久虚或久病，最终都会影响到肾，称"久病及肾"。"肾无实证"是指肾精多虚。补肾离不开补肾精。脉诊一般以尺脉及沉取候肾。

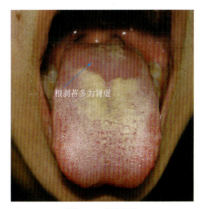

图78　根剥苔

2.2　六腑证素与舌象

六腑是胃、胆、小肠、大肠、膀胱和三焦六个系统。除三焦外，其他五腑近似解剖学上相应的器官，但不能把它们等同于解剖学器官，因为中医学六腑概念不仅来自于对解剖器官的直接观察，还人为赋予了规定性的内容，用以代表系统功能的某一方面。如胃除受纳腐熟水谷外，还主通降，与脾主升相配合；胆除主胆汁贮藏和排泄外，还主决断，并与肝的疏泄相关；小肠除主受盛化物、泌别清浊外，还主津液；大肠除主传导糟粕外，还与肺气肃降相关。作为六腑之三焦，是指元气和津液通行的道路，本书从略，作为部位之三焦，是指人体上、中、下部位的划分，将在下文2.3中提到。

2.2.1 胃与舌象

胃证素是对胃受纳腐熟水谷、主通降功能失常所表现的证候或胃脘部症状的病位概括。气滞、食积、气逆、火、寒、气虚、津液亏虚、阳虚、阴虚等病性证素常影响胃病位。

舌象： 观察舌苔有无、消长、有根无根，可以测知胃气盛衰。胃在舌面的分部为舌中，故舌中部剥苔、少苔、裂纹等，常与胃病有关。典型舌象见图79。

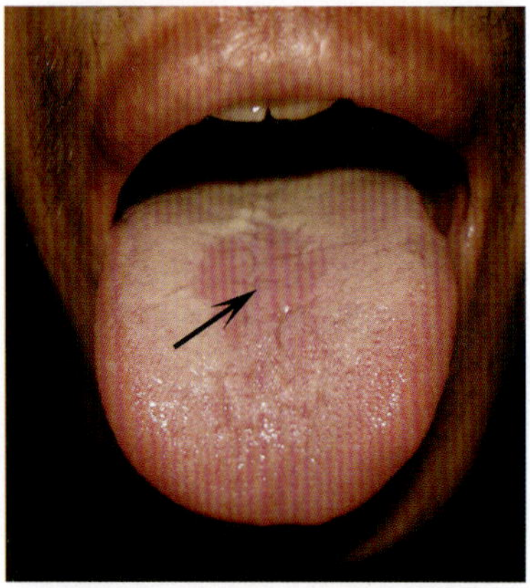

症状和体征： 呕吐、呃逆、嗳气、吞酸、嘈杂、胃脘胀满、疼痛、食欲缺乏或多食易饥、胃部振水音、胃部包块、呕血或黑粪如柏油、口臭、牙龈红肿等，常与胃病位有关。

按： 胃病多表现在不通或上逆，如痞满、胀闷、疼痛、呕吐、恶心、嗳气、呃逆、吞酸、食欲减退等，治胃之法是降逆、消食，着眼于气机的通和降。

图79 中剥苔，示胃气亏虚

2.2.2 胆与舌象

胆证素是对胆汁藏泄失常所表现的胁胀、厌食油腻、身目发黄、口苦、惊悸、失眠等证候的病位概括。湿、热、气滞等病性证素常影响胆病位。

舌象： 常见舌面两侧的舌苔黄腻。典型舌象见图80。

症状和体征： 右胁部胀满或疼痛，目黄、身黄、黄疸指数高、口苦、恶心、呕吐苦水、食欲缺乏、厌食油腻、腹胀、心烦惊悸、失眠多梦、精神不集中，常与胆病有关。脉象常见弦数。

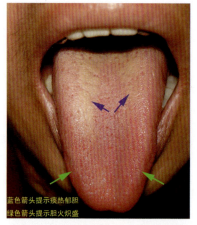

蓝色箭头提示痰热郁胆
绿色箭头提示胆火炽盛

图80 舌边、舌尖红，苔两边黄腻而少津

2.2.3　小肠与舌象

小肠证素是对小肠受盛化物、泌别清浊功能失常所表现的腹泻便稀、肠鸣矢气及小便异常等证候的病位概括。湿、寒、热、食积、水饮、虫积、气滞、气闭等病性证素常影响小肠病位。

舌象： 舌面中间的舌苔异常。典型舌象见图81。

症状和体征： 新起腹泻、泻势急迫，大便如蛋汤、黄糜或水样，呕吐蛔虫或粪样物，脐腹痛，腹部触及条索状包块，肠鸣音亢进或消失，矢气多或无，小便黄赤等，常与小肠病位有关。

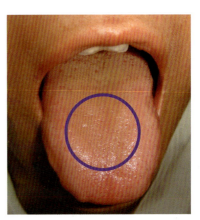

图81　小肠湿热舌象

2.2.4　大肠与舌象

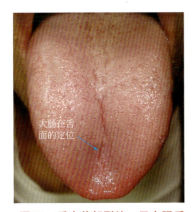

图82　舌中前部裂纹，示大肠反应点

大肠证素是对大肠传导功能失常所表现的大便异常证候的病位概括。热、湿、食积、气滞、血瘀、阴虚、津伤、气闭等病性证素常影响大肠病位。

舌象： 舌前部正中出现裂纹，多提示大肠病位有疾。典型舌象见图82。

症状和体征： 便秘，便血，大便细扁，腹痛，腹胀，腹部膨隆硬满，腹泻，里急后重，排便不爽，大便有黏液或如鱼脑，粪便臭秽，肛门灼热，或见痔疮等，常与大肠病位有关。

2.2.5　膀胱与舌象

膀胱证素是对膀胱排尿功能失常所表现的证候的病位概括。湿、热、水饮、气滞、气闭等病性证素常影响膀胱病位。

舌象： 无特征性舌象。

症状和体征： 尿频，尿急，尿痛，尿道灼热，尿血，尿浑浊，尿中有砂石，尿有臊臭味，尿涩，小便不通，小腹胀，常与膀胱病位有关。

2.3 其他病位证素与舌象

2.3.1 胞宫与舌象

胞宫证素是对妇女月经、带下、胎产方面的异常症状的病位概括。热、寒、血热、血寒、湿、痰、气滞、血瘀、气虚、阳虚、气陷、气不固等病性证素常影响胞宫病位。

舌象： 舌尖为生殖泌尿器官的分部，故胞宫的病变可反映到舌尖部，如子宫肌瘤或痛经可见舌尖部瘀斑瘀点，血热型崩漏可见舌尖红。在月经期，可见到舌尖红（图83）。典型舌象见图84。

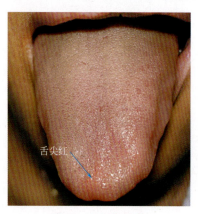

图83 月经期舌象

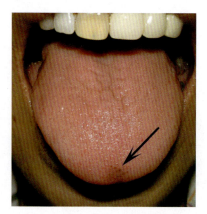

图84 舌尖瘀点，示胞宫瘀血

症状和体征： 经期、经量、经色、经质的异常，痛经，经闭，崩或漏，带下量多，早产，恶露不下或不畅，不孕，子宫肿瘤等，常与胞宫病位有关。

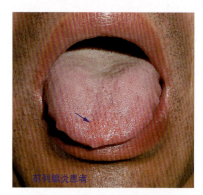

图85 舌尖红，示精室病变

2.3.2 精室与舌象

精室证素是对男子精液和性功能异常所表现证候的病位概括。湿、热、痰、气滞、血瘀、阳虚、精亏等病性证素常影响精室病位。

舌象： 根据黄英儒教授的观点，舌尖为生殖泌尿器官的分部，故慢性前列腺炎有时可见舌尖红。典型舌象见图85。

症状和体征： 精液稀少、清冷、不液化、脓性、血性，及精子少或畸形等精液方面的异常，尿后滴浊液，阴部坠胀，余尿不尽，不射精，遗精，不育，阳痿等，常与精室病位有关。

2.3.3 胸膈（上焦）与舌象

胸膈证素是对发生在除心、肺外胸膈部位的证候的病位概括。热、寒、气滞、血瘀、痰、水饮等病性证素常影响胸膈（上焦）病位。

舌象： 无特征性舌象。

症状和体征： 胸腔积液，呃逆，膈间肿块，胸闷，胸痛，胁胀，胁痛，胸骨后痛，吞食梗塞，气梗堵感，灼热感等，常与胸膈（上焦）病位有关。胸膈（上焦）病位多反应在寸脉。

2.3.4 少腹（下焦）与舌象

少腹（下焦）证素是对发生在除膀胱、胞宫或精室、大肠外下腹部的痛、胀、肿块之类证候的病位概括。热、寒、湿、气滞、血瘀等病性证素常影响少腹（下焦）病位。

舌象： 无特征性舌象。下焦湿热，有时可特征性表现为舌根黄腻苔（图86）。

症状和体征： 少腹部疼痛、胀满、肿块等，常与少腹（下焦）病位有关。少腹（下焦）病位多反应在尺脉。

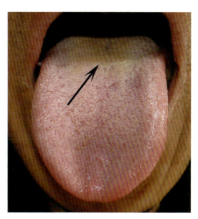

图86 根黄腻苔，示下焦湿热

2.3.5 表与舌象

表证素是对腠理开合失司、卫气宣发失常，邪正相争于体表，所表现出的恶寒、发热等证候的病位概括。外风、热、寒、湿、燥等病性证素常影响到表病位。

舌象： 根据病性寒热不同，舌质颜色会有相应的改变，表热证舌边、舌尖红，表寒证舌质偏淡。由于卫气失宣，气机受阻，多可见舌苔略有增厚。典型舌象见图87、图88。

症状和体征： 恶寒，恶风，发热，无汗或汗出异常，头痛，身痛，鼻塞，喷嚏，流涕，喉痒，咽痛，咳嗽，风团，新起水肿等。脉象多浮。

按： 表证初起，病势轻浅，病程短，还未影响到舌苔，故舌苔常无明显变化，从舌象难以诊断表证素，其诊断主要依据症状、体征和脉象，但是舌质的颜色对判断表证素的寒热等性质具有重要作用。表证的治法是解表。

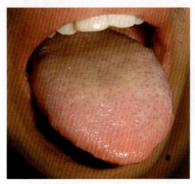 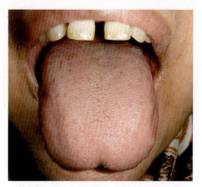

图87 舌尖红，苔薄黄，示风热表证　　图88 舌淡偏暗，苔薄白，示风寒表证

2.3.6 半表半里与舌象

半表半里证素是对病机变化由表及里，既不在表，又不在里，病势处于进退之间所表现的寒热往来等证候的病位概括。寒、热、气滞、气虚、血虚、湿、痰等病性证素常影响半表半里病位。

舌象： 无特征性舌象。

症状和体征： 寒热往来，口苦，咽干，目眩，胸闷，胁胀痛，不欲食，心烦，肢体烦躁不适，恶心，呕吐，偏头痛，头晕等。脉象弦。

按： 半表半里证一般又称为少阳证，治疗用和解少阳法，如小柴胡汤。

2.3.7 肌肤与舌象

肌肤证素是对皮肤、肌肉病变所表现的证候的病位概括。风、寒、湿、燥、热、痰、水停、血瘀、血热、血虚、津液亏虚等病性证素常影响到肌肤病位。

舌象： 无特征性舌象。

症状和体征： 皮肤肌肉生疮、疖、痈、疽、癣、疥、痱子、水疱、糜烂、溃烂、红肿、疼痛、流脓，皮肤瘙痒、脱屑、皲裂，肌肤肿硬，风团，皮疹，水痘，皮肤干燥、粗糙，肤色异常，肌肤甲错，麻木等，常与肌肤病位有关。

按： 病在肌肤，可以用外治法。

2.3.8 经络与舌象

经络证素是对邪气阻滞经络或经络失养所表现的运动或感觉障碍的病位概括。风、寒、热、湿、痰、气滞、血瘀、血虚、血寒等病性证素常影响经络病位。

舌象： 一些病程较长和严重的经络病变可以导致全舌瘀紫。

症状和体征： 半身不遂，口眼㖞斜，舌体歪斜，腰痛连及下肢，肢体瘫痪或拘急，语言不利，口角流涎，肢体麻木，口舌发麻，头项强痛，半身汗出，半侧寒冷，转筋挛痛，牵掣痛等，常与经络病位有关。

按： 病在经络，可采用针灸治疗。

2.3.9 筋骨（关节）与舌象

筋骨（关节）证素是对发生在筋骨、关节的病变所表现证候的病位概括。

舌象： 无特征性舌象。

症状和体征： 骨或关节疼痛，关节红、肿、胀、活动不利甚或拘急僵硬，关节内作响，骨折，关节脱位，骨与关节畸形等，常与筋骨（关节）病位有关。

3 病性证素与舌象

准确地说，病性应称为证性，即证的属性。中医学对证的属性的考察概括，是从不同的维度进行的，如寒热维度、升降维度、津液亏虚或停滞的维度等。病性证素是从单个维度对证的属性的概括，代表证性的某一方面，如寒、热、气逆、气陷、津液亏虚、水饮等。病性证素是最重要的辨证单元，它直接对应着治法，如气虚与补气、血瘀与活血一一对应。在中医辨证论治过程中，最重要的就是辨出一个或若干个病性证素，从而确立相应的治法。

病性证素的数量、分类及相互之间的逻辑关系，是一个有待讨论的课题。本书大体上采用朱文锋教授的分类并略有增减，从外感六淫、阴阳虚损、气血津液等角度共讨论了28个证素。

3.1 六淫证素与舌象

3.1.1 风与舌象

风淫证素即外风证素，是外感风邪之后，引起肤表、腠理、经络、筋骨等部位开泄、拘急、动摇，所表现的恶风、疼痛、瘙痒、拘挛、脉浮之类的证候。风邪多兼夹寒、热、燥、湿等邪。

舌象： 无特征性舌象，随兼夹邪气而异。风邪中络者可见舌体歪斜。典型舌象见图89、图90。

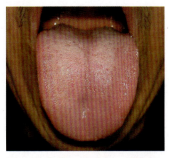

图89 舌淡红，稍暗，苔薄白，示风寒之邪

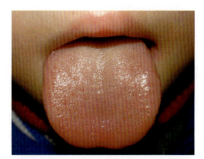

图90 舌尖红，苔薄黄，示风热之邪

症状与体征： 风邪袭于肺卫，可见恶风寒，汗出，微发热，或鼻塞，流清涕，喷嚏，或咳嗽，咽痒；郁于肤腠可见皮肤瘙痒，丘疹；中于经络可见肌肤麻木，口眼㖞斜；侵于筋骨关节，可见关节游走疼痛。脉象多浮。

按： 风淫证的对应治法是祛风，较少单独使用，常根据兼证而配合解表、宣肺、温中、清热、祛湿、润燥等治法。

3.1.2 寒与舌象

寒淫证素即外寒证素，是感受寒邪，引起腠理闭郁、血脉凝滞、经络拘紧，阻遏卫气的宣发，损伤并遏制阳气的宣通，所表现的恶寒、无汗、头身或胸腹疼痛，苔白、脉弦紧之类的证候。

舌象： 舌质淡，舌苔白，常略有增厚。典型舌象见图91。

症状与体征： 伤寒则恶寒重，无汗，或伴发热，头痛，身痛，项强，鼻塞或流清涕。中寒则或咳嗽、哮喘、咳稀白痰；或脘腹疼痛、肠鸣腹泻、呕吐；或为肢体厥冷、局部拘急冷痛，口不渴，小便清长，面色白甚或青。脉象多为紧、弦。

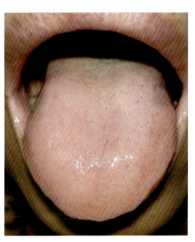

图91　舌淡嫩紫，苔薄白润而少，示寒邪

按： 舌象，尤其是舌质，对寒淫证素的诊断具有重要意义。寒证的治法是温法，表寒证用温而兼解表法，里寒证则用温里法。

3.1.3 暑与舌象

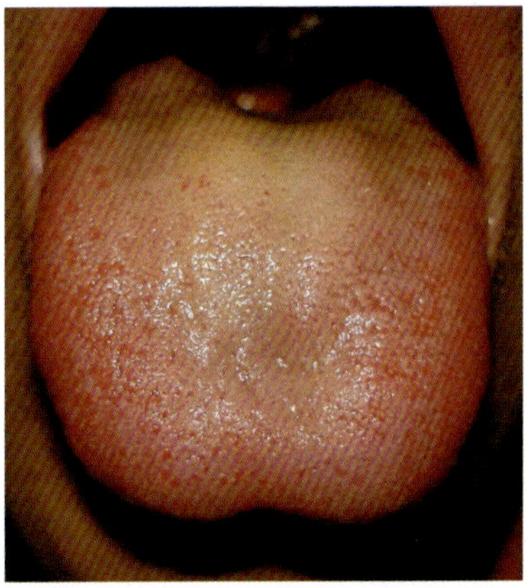

暑淫证素是外感暑热之邪，引起气血运行急迫、腠理开泄，津气耗伤，甚或气机闭阻，所表现的身热、面赤、心烦、汗出、口渴、疲乏、舌红苔黄干之类的证候。

舌象： 舌质红或绛，舌苔干黄。典型舌象见图92。

症状与体征： 恶热，身热，面赤，汗多，气短，神疲，倦怠乏力，口渴喜饮，尿短赤。或发热，汗出不止，气喘，突然昏倒，甚至引起昏迷、惊厥、抽搐等；或高热，

图92　舌红，苔黄，示暑热之邪

胸闷，呕恶，腹痛，无汗等。脉象浮大虚数。

按： 暑为阳邪，其性耗散，容易造成津伤气耗而兼热的状态，这就是暑证的实质。暑淫证的发生具有明显的季节性。暑淫证的对应治法是祛暑，本质上是清热、益气、生津。

3.1.4 湿与舌象

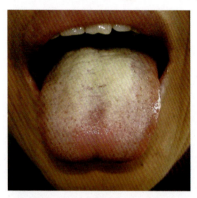

图93 白厚腻苔，示湿邪

湿淫证素是外界湿邪侵袭，或体内水液运化失常，以致湿浊停聚，阻遏气机与清阳，所表现的身体酸重、舌苔腻之类的证候。

舌象： 舌苔腻，或滑腻。寒湿证多为白腻苔，湿热证多为黄腻苔。舌苔对湿淫证的诊断具有重要意义。典型舌象见图93。

症状与体征： 头昏沉如裹，嗜睡，身体困重，胸闷脘痞，口腻不渴，纳呆，恶心，肢体关节、肌肉酸痛，大便稀，小便浑浊。或为局部渗漏湿液，或皮肤出现湿疹、瘙痒，妇女可见带下量多，面色晦垢。脉多濡缓。

按： 湿证对应的治法是除湿，除湿要给湿以出路，或除湿，或淡渗，或化湿。最常用的是利水渗湿，即"治湿不利小便，非其治也"。

3.1.5 燥与舌象

燥淫证素即外燥证素，是外界气候干燥，引起人体津液耗伤，所表现的皮肤、口鼻咽喉黏膜干燥、口渴饮水、舌苔干燥之类的证候。燥淫分为凉燥和温燥，常伴有肺气失宣或表证。它不同于津液亏虚引起的内燥，燥淫多实证，而内燥为虚证。

舌象： 凉燥舌质稍淡、舌苔腻而干，温燥舌质红、舌苔薄黄而干燥乏津。典型舌象见图94。

症状与体征： 皮肤干燥甚至皲裂、脱屑，口唇、鼻腔、咽喉干燥，口渴饮水，大便干燥，小便短黄，或见干咳少痰、痰黏难咳。凉燥兼见恶风寒、无汗、头痛；温燥兼见发热、咽喉疼痛等症。凉燥脉浮紧，温燥脉浮数。

按： 舌苔干燥乏津兼有表证症状是诊断燥淫证的重要指征。外燥证有津不上承与燥气伤津两种，治法有润燥和行津之别。

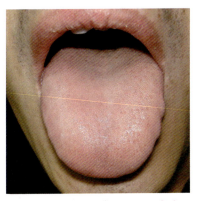
图94(a) 舌淡稍紫,舌边有齿痕,苔薄白而干燥

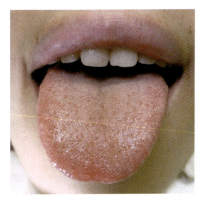
图94(b) 舌尖红,苔薄黄而干燥,示温燥

苔薄白而干燥示燥邪伤津(凉燥)

3.1.6 火热与舌象

火热证素是外感火热之邪,或体内阳热过盛,以致气血运行亢奋,所表现的发热、面赤、口渴、尿黄、舌红苔黄、脉洪数之类的证候。

舌象: 舌质红或绛,或生芒刺,舌苔黄而干,或焦黑。典型舌象见图95。

症状与体征: 发热,恶热,面赤,心烦,口渴喜饮,胸腹灼热,便秘,尿黄,甚者引起神昏、谵语、惊厥、抽搐、吐血、衄血,痈肿疮疡。脉象数而有力,或洪滑。

按: 舌红是诊断火热证的重要指征。火热证对应的治法是清热,舌质红的程度决定清热药的用量。

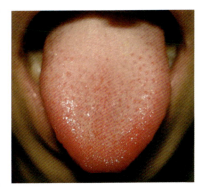
图95 舌质红,示火热之邪

3.2 阴阳虚损证素与舌象

3.2.1 阳虚与舌象

阳虚证素是指人体阳气亏损,以致机体失去温煦、推动,气化作用衰退,所表现出的畏寒、肢凉、神疲、舌淡脉弱之类的证候。

舌象: 舌体胖,舌质淡,或淡紫,或淡暗,舌苔少而润滑。典型舌象见图96。

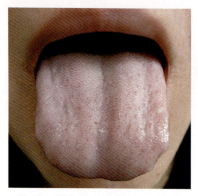

图96 舌淡嫩，苔薄白，示阳虚

症状和体征： 畏寒喜暖，四肢凉，脘腹腰背等处常有凉感，面色㿠白，口淡不渴，小便清长或尿少不利，大便稀溏，或自汗，或夜尿多，或五更腹泻，或水肿。兼有神疲、乏力、气短等气虚症状。诸症遇冷加重。脉象多见沉、迟、虚、细。

按： 舌质淡是诊断阳虚的最重要指征。阳虚的实质是虚寒证。舌质淡的程度决定温阳药的药量。

3.2.2 阴虚与舌象

阴虚证素是人体阴津亏损，以致机体失去清凉、滋润，不能制约阳热，濡养作用衰退，所表现的五心烦热、咽干、盗汗、舌红苔少、脉细数之类的证候。

舌象： 舌体瘦薄或有裂纹，舌质红绛，舌苔少或无，舌面干燥乏津。典型舌象见图97。

症状和体征： 口干咽燥，形体消瘦，两颧潮红，五心烦热，骨蒸潮热，盗汗，大便干结，小便短黄。脉细、数、虚。

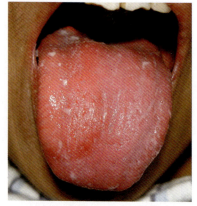

图97 舌绛，少苔，示阴虚

按： 阴虚的实质是虚热证，舌红少苔、脉细数对诊断阴虚具有重要意义。湿热有时会表现为潮热、盗汗、尿赤等类似阴虚的症状，此时要注意从舌象上区别。

3.2.3 亡阳与舌象

亡阳证素是人体阳气极度衰微，阴阳难以维系，阳气欲脱，所表现的四肢厥冷、冷汗淋漓、面色苍白、脉微欲绝的危重证候。

舌象： 舌质淡白或淡紫，舌无神气。典型舌象见图98。

症状和体征： 神志不清，气息微弱，面色苍白，四肢厥冷，冷汗淋漓不止，汗质稀淡，体温低，血压极低或无。脉象微，胃、根、神全无。

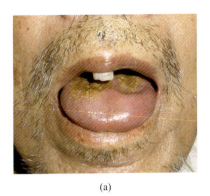
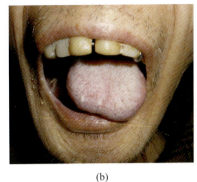

(a)   (b)

图98 亡阳舌象

3.2.4 亡阴与舌象

亡阴证素是人体阴液严重亏乏，阴阳难以维系，阴液欲绝，所表现的身灼热、汗出如油、脉疾数的危重证候。

舌象： 舌体枯萎，舌质绛紫，舌苔干或无。典型舌象见图99。

症状和体征： 神志躁烦，身灼热，四肢温，汗出黏而味咸，如珠如油，面红颧赤，呼吸急促，口渴欲饮冷水，小便极少，皮肤、唇、舌干燥皱瘪。脉象数、疾而细。

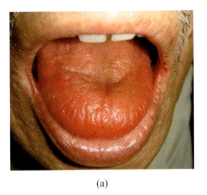
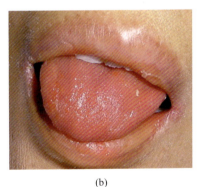

(a)   (b)

图99 亡阴舌象

3.3 气血证素与舌象

3.3.1 气虚类证素与舌象

气虚类证素的舌象特征通常为舌淡白或淡嫩，苔白或白润（图100）。

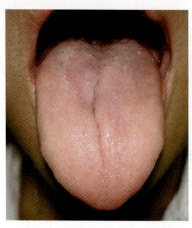

图100 舌淡嫩，苔少，示气虚

3.3.1.1 气虚与舌象

气虚证素是元气不足，气的推动、固摄、防御作用衰退，脏腑气机运行减弱，所表现的神疲、气短、乏力、脉虚之类的证候。

舌象： 舌质淡嫩，苔白。

症状和体征： 精神疲惫，气短声低，体倦乏力，食少便溏，或有头晕目眩，自汗，动则诸症加剧。脉象虚、缓、细。

按： 气虚的诊断，舌象的重要性不如脉象和症状。气虚的对应治法是补气法。有些实证如湿邪阻滞气机，使得阳气不能外达充养清窍和四肢，而出现神疲、乏力的症状，似乎是气虚，鉴别之法是运动汗出之后反见清爽轻快，而气虚则运动之后诸症加剧。

3.3.1.2 气陷与舌象

气陷证素是气虚无力升举，清阳之气不能上达，气机当升不升反而下陷，所表现出的头晕、气坠、脏器下垂之类的证候。

舌象： 舌质淡，舌苔少。

症状与体征： 头晕眼花，疲乏气短，腹部坠胀感，或脏器（胃、肾、子宫、眼睑等）下垂，呵欠，嗜睡，耳鸣如蝉，大便稀溏，小便浑浊，疝气，脱肛。脉象虚、缓、弱。

按： 气陷的对应治法是升阳法。

3.3.1.3 气不固与舌象

气不固证素是人体元气亏虚，失于固摄，所表现的精、经、胎、带、汗、二便不固的证候。

舌象： 舌质淡嫩。

症状和体征： 除气虚见证外，还或见自汗；或流涎不止；或遗尿，余溺不尽，小便失禁；或大便滑脱失禁；或妇女出现崩漏、滑胎、小产；或男子出现遗精、滑精、早泄。脉象虚、缓、细。

按： 气不固的诊断，舌象的重要性不如症状和脉象。气不固的治法是固涩法，有敛汗、固精、止遗、涩肠、固胎等法。

3.3.1.4 气脱与舌象

气脱证素是人体元气极虚，将要散脱，所表现的气息微弱、汗出不止等危重证候。

舌象： 舌质淡白（或紫），舌苔白润。

症状与体征： 神志不清，全身瘫软，面色苍白，口开目合，呼吸微弱，时断时续，汗出不止，二便失禁。脉象微、散。

按： 气脱的对应治法是益气固脱，当用大剂量的人参、山茱萸等。

3.3.2 血虚类证素与舌象

3.3.2.1 血虚与舌象

血虚证素是血液亏虚，不能充养脏腑、经络、形体、官窍，所表现的面、睑、唇、舌、甲色泽淡白无华、脉细之类的证候。

舌象： 舌质淡白，舌苔少。典型舌象见图101。

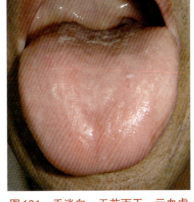

症状和体征： 面色、唇、睑、龈、甲淡白无华（五白），头晕眼花，手足麻木，心悸，失眠，多梦，健忘，月经量少、色淡、延期或闭经（头目、筋脉、心神、冲任四不养）。诸症劳累后加剧。脉象细、虚。

图101 舌淡白，无苔而干，示血虚

按： 血虚的诊断应在舌淡、脉虚的基础上见五白、四不养的症状（见上述症状和体征）。血虚的对应治法是补血。血虚不等于现代医学的贫血，贫血一般表现为气血两虚。

3.3.2.2 血脱与舌象

血脱证素是突然大量出血或长期反复出血，血液将竭，所表现的面色苍白、心悸、脉芤或微的证候。

舌象： 舌质枯白。典型舌象见图102。

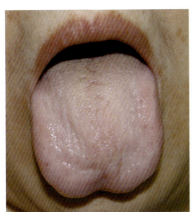

症状和体征： 面色苍白，头晕眼花，心悸，气短，四肢逆冷。脉象芤或微。

按： 在多数情况下，血脱实际上是一种症状，除要止血外，还应分清病性加以治疗。

图102 舌淡白，苔薄黄白相兼，舌淡白示血脱

3.3.3 气滞类证素与舌象

气滞类证素的舌象特征通常不明显（图103），其诊断主要根据症状和脉象。

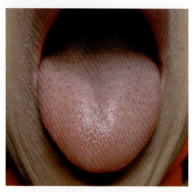

图103 淡红舌，薄白苔、中部少苔，示气滞类证素舌象无明显异常

3.3.3.1 气滞与舌象

气滞证素是由于邪气阻碍、情志抑郁或气虚，以致气机郁滞、运行不畅，所表现的胀、闷、疼痛、脉弦之类的证候。

舌象： 无特征性舌象。有时舌面可见肝郁线。

症状和体征： 气滞之处胀、闷、痛，并随叹息、嗳气、矢气而减轻，疼痛性质可为胀痛、窜痛、攻痛，部位不固定，按之无形，症状随情绪变化而增减。或咽部异物感，喜叹息，嗳气，肠鸣音亢进，矢气多，排便不爽，腹痛欲泻，里急后重，大便溏结不调，经期错乱。脉象多弦。

按： 脉象、肝郁线和症状对气滞的诊断具有决定性意义，但是在气滞证中肝郁线出现的频率只有约30%。气滞可以表现为任何脏腑或经络的气机不畅，如肝气滞、胃气滞。气滞的对应治法是行气（理气）法。

3.3.3.2 气逆与舌象

气逆证素是气机失调，升之太过或当降反升，所表现的咳嗽喘促、呃逆、呕吐、眩晕之类的证候。

舌象： 无特征性舌象。

症状与体征： 头晕胀痛，目胀，头重脚轻；嗳气，恶心，呕吐，吞酸，呃逆；上气咳嗽，喘促；甚至呕血、咯血。脉象浮弦。

按： 气逆的诊断主要依靠症状和脉象，舌象意义不大。气逆是肝、胃、肺脏腑气机上逆或气血上冲头面，对应的治法是降逆，有平肝降逆、和胃降逆、肃降肺气。

3.3.3.3 气闭与舌象

气闭证素是由于邪气阻滞或情志过激，导致气机闭阻不通，表现为晕厥、绞痛之类的危急证候。

舌象： 无明显变化。

症状与体征： 昏厥，或内脏绞痛，或二便闭塞，气粗声高。脉象弦、沉、实。

按： 从症状和脉象上气闭易于诊断。气闭的对应治法是开窍法，或通便法，并适宜针刺治疗。

3.3.4 血瘀与舌象

血瘀证素是因血行不畅或血逸脉外，所表现的刺痛不移，出现肿块、瘀血之类的证候。瘀血则是血逸脉外形成的一种病理产物。

舌象： 舌质紫，或色黯，或有瘀点、瘀斑，舌下络脉瘀紫；舌苔无特征性变化。典型舌象见图104～图107。

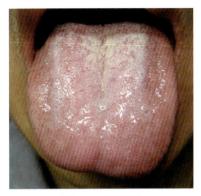

图104　舌质紫

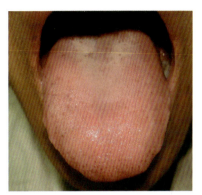

图105　瘀点舌

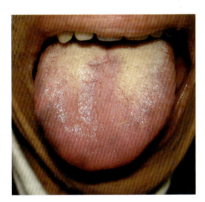

图106　瘀斑舌

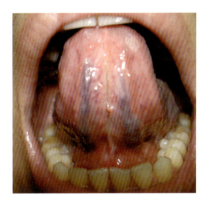

图107　舌下络脉瘀紫

症状和体征： 唇、舌、爪、甲青紫，或痛如针刺、痛处固定拒按、夜间为甚；或生肿瘤，质地坚硬、按之不移；或出血反复不止、色紫暗或夹有血块，或粪便黑如柏油，妇女见闭经或崩漏；或面色黧黑，皮下紫斑，肌肤甲错，腹露青筋，丝状红缕。脉象涩、细，或结、代、促。

按： 舌象尤其是舌质和舌下络脉，对血瘀的诊断具有重要意义，在时间顺序上瘀血舌象比瘀血症状出现得早。血瘀的对应治法是活血法。

3.3.5 血热与舌象

血热证素即血分热证,是因火热内炽,侵迫血分,以致血液妄行,所表现的身热夜甚、斑疹吐衄、烦躁谵语、舌绛脉数之类的证候。

舌象： 舌质绛,起芒刺,舌苔干黄或灰黑。典型舌象见图108。

症状和体征： 身热夜甚或潮热,心烦失眠,躁扰不宁,甚或狂乱、神昏谵语；或见各种出血色深红,或斑疹显露,或为疮痈。妇女可见月经提前,量多如崩,经色深红。脉象数、疾。

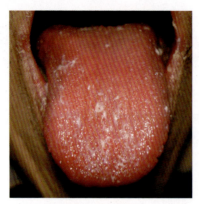

图108 舌绛,少苔而干(有少许腐苔),示血热

按： 在温病中,舌质绛在血热的诊断上具有重要意义；在皮肤科疾病中,皮肤局部的红疹或红斑,对血热的诊断有很大作用。血热即血分热证,对应的治法是凉血清热。

3.3.6 血寒与舌象

血寒证素即血分寒证,是因寒邪内盛,脉络凝涩,以致血行不畅,所表现的冷痛拘急、畏寒、唇舌青紫之类的证候。

舌象： 舌质青紫,舌苔白滑。典型舌象见图109。

症状和体征： 畏寒,四肢或腹部等患处冷痛拘急、转筋挛痛、得温痛减,局部肤色紫暗,或为痛经、月经延期、经色紫暗、夹有血块,唇舌青紫。脉象弦、涩、沉、迟。

按： 血寒即血分寒象,对应的治法是温经活血。

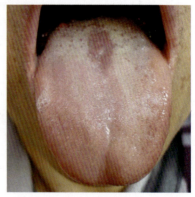

图109 舌淡紫,苔微黄腻,示血寒

3.4 津液证素与舌象

3.4.1 痰与舌象

痰证素是体内痰浊内蕴,阻滞气机,或流窜各处,所表现的痰多、胸闷、

呕恶、眩晕、体胖、苔腻、脉滑之类的证候。

舌象： 舌质无特征性改变，舌苔腻。典型舌象见图110、图111。

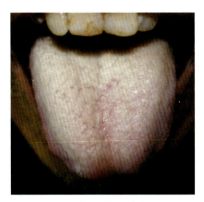
图110　舌紫，苔厚腻黄白相兼（示痰热）

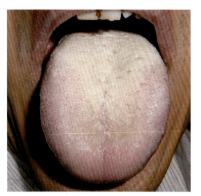
图111　舌淡紫，苔白厚腻（示痰湿或痰浊）

症状和体征： 咳痰多而质稠、喉间痰鸣，咽部异物感，胸闷，头晕，目眩，呕吐，恶心，脘痞，纳呆，体胖，肿瘤，肢体麻木，或神志错乱而为癫、狂、痴、痫。脉象多滑。

按： 腻苔和滑脉对痰证的诊断具有重要意义。痰证的对应治法为化痰，使用时注意随兼证不同分别采用燥湿化痰、润燥化痰、清热化痰、温化寒痰等法。

3.4.2　水饮与舌象

水饮证素是体内水液因输布运化失常而停聚于体内腔隙或流溢头面四肢，所表现的胸闷脘痞、呕吐清水、咳吐清稀痰涎、水肿、尿少、舌胖、苔滑之类的证候。

舌象： 舌体胖，有齿痕，舌质淡嫩，舌苔滑。典型舌象见图112、图113。

症状和体征： 随痰浊停积部位不同而症状各异，或咳嗽痰稀，喉间痰鸣；或肋间饱满，胁部引痛；或脘痞腹胀，呕吐清水，胃肠有水声；或胸闷心悸，喘促不得卧；或头面四肢甚至全身水肿、按之凹陷；或腹水臌胀、叩之音浊，小便短少不利，身体困重。脉象多弦，或濡。

按： 舌胖苔滑对水饮证的诊断具有决定意义。水饮证的对应治法是利水，一般以利尿法从小便引去，或用泻下法从大便而泄。

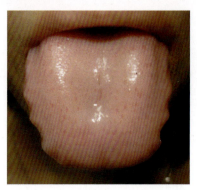
图112 舌淡嫩、边有齿痕，苔白润

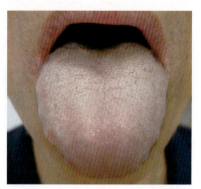
图113 舌淡胖嫩暗、边有齿痕，苔白润

3.4.3 津液亏虚与舌象

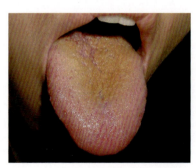
图114 舌红，苔黄燥，苔黄燥示津液亏损

津液亏虚证素是体内津液亏少，脏腑、官窍失去滋润、濡养、充盈，所表现的口干舌燥、尿少便结之类的证候。

舌象： 舌体瘦干，舌质红，舌苔薄少而干燥。典型舌象见图114。

症状和体征： 口、鼻、唇、舌、咽喉、皮肤、大便干燥，口渴欲饮水，小便短少而黄；甚则皮肤枯瘪而缺乏弹性，眼球深陷。脉象细、虚、数。

按： 舌苔薄少而干燥、脉细对津液亏虚的诊断具有重要意义。津液亏虚即内燥证，属虚证，对应的治法是生津法。

3.5 其他证素与舌象

3.5.1 食积与舌象

食积证素是饮食积滞于肠胃道，导致胃肠气滞或上逆或酿生湿热，所表现的呕吐酸馊食物、嗳气酸馊之类的证候。

舌象： 舌苔厚腻腐浊。典型舌象见图115。

症状和体征： 有新近饮食不慎史，呕吐

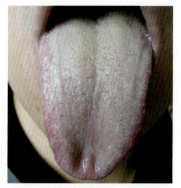
图115 舌紫，苔黄腻，苔黄腻示食积化热

酸馊食物，嗳气酸馊，大便臭秽，矢气臭如败卵，脘腹痞胀疼痛，食欲缺乏。脉象多滑。

按： 舌苔浊腻对食积的诊断非常重要。食积对应的治法是消食法。

3.5.2 内风与舌象

内风证素是指因阳热亢盛或阴血虚衰，导致肝气横逆冲撞，所表现的肢体抽搐、震颤、眼花之类的证候。

舌象： 舌体歪斜，震颤。典型舌象见图116。

症状和体征： 肢体抽搐，角弓反张，直视上窜，瘛疭，筋惕肉瞤，惊跳，肢颤头摇，头晕眼花，口眼㖞斜，舌动异常，肢体肌肤麻木，口舌发麻等。脉象弦。

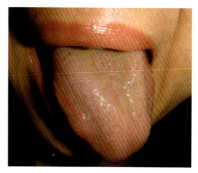

图116　歪斜舌，示肝风内动

按： "风动"的症状对内风的诊断较为重要。内风对应的治法是平肝息风法，常视兼证不同而配合补血、清热、降逆法。

3.5.3 精亏与舌象

精亏证素是藏精不足，以致精不足以化气，所表现的导致生长发育迟缓、早衰或生殖功能低下的证候。

舌象： 舌体瘦小，或舌质淡嫩，苔白。典型舌象见图117。

症状和体征： 成人腰酸腰痛，健忘恍惚，胫膝酸软，足跟酸痛，耳聋耳鸣，发枯，脱发，易惊，早醒；或性欲减退、阳痿、早泄、精少不育、经闭不孕；或头发早白，早脱，牙齿早落，行步不正；小儿囟门迟闭、智力低下、骨骼痿软、动作迟钝，五迟（立迟、行迟、语迟、发迟、齿迟），外形瘦小，耳郭瘦薄，颏颊尖削。脉象细、虚，沉取或尺部更为明显。

按： 尺部和沉候脉虚，成人腰膝酸软、性功能低下、早衰症状和小儿发育不良症状，对精亏证的诊断较为重要。精亏证对应的治法是补肾填精法，使用时要注意用量，避免过度滋腻而使脾胃难以运化。

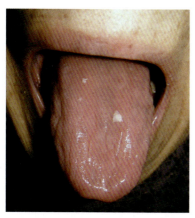

图117　舌淡暗，无苔，示精亏

4 六经病证与舌象

六经是指太阳、阳明、少阳、太阴、少阴和厥阴。六经辨证,是以六经所系经络、脏腑的生理病理为基础,将外感病过程中所出现的各种证候,综合归纳为太阳病证、阳明病证、少阳病证、太阴病证、少阴病证和厥阴病证,用来阐述外感病不同阶段的病理特点,并指导临床治疗。六经辨证是《伤寒论》辨证论治的纲领。笔者认为,《伤寒论》条文中对主症、脉象和体质的描述较为详尽,但是对舌象的描述较为欠缺,所以本书试图对六经病证的舌象进行探讨和补充,希望能对临床有所裨益。

4.1 太阳病证与舌象

4.1.1 太阳经证与舌象

4.1.1.1 太阳中风证与舌象

舌象: 舌淡白或淡白而紫,苔薄白而润。典型舌象参见"8.1.2 桂枝汤与舌象"。

症状和体征: 发热,恶风,汗出,或见鼻鸣、干呕,脉浮缓。

4.1.1.2 太阳伤寒证与舌象

舌象: 舌淡红,苔薄白润。典型舌象参见"8.1.1 麻黄汤与舌象"。

症状和体征: 恶寒,发热,头项强痛,身体疼痛,无汗,或见气喘,脉浮紧。

4.1.2 太阳腑证与舌象

4.1.2.1 太阳蓄水证与舌象

舌象: 舌淡胖嫩,苔白水滑。典型舌象参见"8.12.5 五苓散与舌象"。

症状和体征: 发热恶寒,小便不利,小腹满,口渴,或水入即吐,脉浮或浮数。

4.1.2.2 太阳蓄血证与舌象

舌象: 舌紫红,舌暗红,或有瘀斑瘀点,舌下络脉瘀紫,舌苔不拘

（除少苔外）。典型舌象见图118。

症状和体征： 少腹急结或硬满，小便自利，如狂或发狂，善忘，粪便色黑如漆，脉沉涩或沉结。

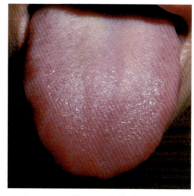

图118　舌紫红，苔薄黄，示太阳蓄血

4.2　阳明病证与舌象

4.2.1　阳明经证与舌象

舌象： 舌质红，苔黄厚（+）燥。典型舌象见图119。

症状和体征： 身大热，不恶寒，反恶热，汗大出，大渴引饮，心烦躁扰，面赤，气粗，脉洪大。

4.2.2　阳明腑证与舌象

舌象： 舌质红，或起芒刺；苔黄厚（++）～（+++）干燥，甚至苔焦黑燥裂。典型舌象见图120。

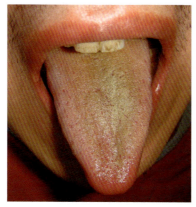

图119　舌红，苔灰黄而燥，示阳明经证

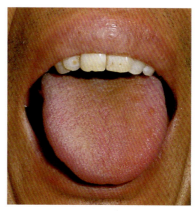

图120　舌红，苔灰黄焦燥，示阳明腑证

症状和体征： 日晡潮热，手足濈然汗出，脐腹胀满疼痛，拒按，大便秘结，甚则神昏谵语，狂躁不得眠，脉沉实或滑数。

4.3 少阳病证与舌象

舌象： 舌淡红，苔薄白，或苔少。典型舌象参见"8.3.1 小柴胡汤与舌象"。

症状和体征： 口苦，咽干，目眩，寒热往来，胸胁苦满，默默不欲饮食，心烦欲呕。脉弦，外感多见脉浮弦，内伤多见脉弦细。

4.4 太阴病证与舌象

舌象： 舌淡白，或淡嫩，苔白润。典型舌象参见"8.5.1 理中汤与舌象"。

症状和体征： 腹满而吐，食不下，大便泄泻，口不渴，时腹自痛，四肢欠温，脉沉缓或弱。

4.5 少阴病证与舌象

4.5.1 少阴寒化证与舌象

舌象： 舌质淡白，或淡白而嫩，或淡紫，苔少而白润或白滑，病情严重者也可出现舌苔薄少而干燥。典型舌象参见"8.5.2 四逆汤与舌象"。

症状和体征： 无热恶寒，但欲寐，四肢厥冷，下利清谷，呕不能食，或食入即吐，或身热反不恶寒，甚至面赤，脉微细。

4.5.2 少阴热化证与舌象

舌象： 舌尖红，或舌质红绛，苔少乏津。典型舌象见图121。

症状和体征： 心烦不得眠，口燥咽干，脉细数。

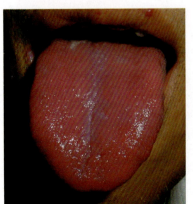

图121 舌紫红，苔少，示少阴热化证

4.6 厥阴病证与舌象

舌象： 舌质淡红或淡白，苔黄腻或黄腻而干。典型舌象见图122。

症状和体征： 消渴，气上撞心，心中疼热，饥而不欲食，食则吐蛔。脉弦，或左脉浮弦，右脉缓弱。

按： 厥阴病证的病机多寒热错杂，其舌象和脉象历来无定论，本书试图对此做一些探索。结合临床实际，笔者认为厥阴病在舌象上也可能表现出"寒热错杂"这一病机特点，如舌淡白属虚寒，而苔黄腻提示中焦困阻、湿热内蕴。

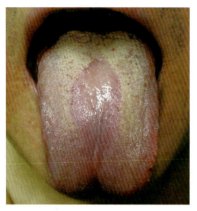

图122 全舌淡紫，尖红，中剥苔，两边及根部淡黄腻，示厥阴病寒热错杂

5 卫气营血证与舌象

卫气营血辨证，是清代叶桂在《温热论》中所创立的一种适用于外感温热病的辨证方法。即将外感温热病发展过程中，不同病理阶段所反映的证候，分为卫分证、气分证、营分证、血分证四类，用以说明病位的浅深、病情的轻重和传变的规律，并指导临床治疗。舌诊对温病的诊断至关重要。清代著名温病学家叶桂在舌诊方面颇有成就。

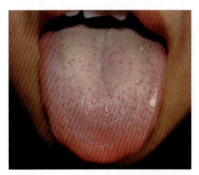

图123　舌尖红，苔薄黄，示卫分证

5.1　卫分证与舌象

卫分证是指温邪初犯人体肌表，引起卫气功能失调而出现的证候类型。

舌象：舌尖、舌边红，苔薄黄。典型舌象见图123。

症状和体征：发热，微恶风寒，头痛，无汗或少汗，咳嗽，口微渴，脉浮数。

5.2　气分证与舌象

气分证是指温邪入里，未传入营血分，影响人体气的生理功能所出现的一类证候类型。其涉及范围较广，包括肺、胃、脾、肠、胆、膜原、胸膈等，因此，气分证的临床表现随病变部位、证候类型的不同而有所差异。以下为气分证的一个典型示例。

舌象：舌质红，苔黄。典型舌象见图124。

症状和体征：壮热，不恶寒，反恶热，汗多，渴喜饮冷，尿赤，脉数有力。

按语：气分证的证候非常复杂，不胜枚举，这里仅举出一个典型示例。临床使用

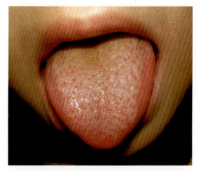

图124　舌红，苔黄腻，示气分证

中应遵循气分证"不在卫，未至营血"的原则，善于辨识，灵活运用，切忌以偏概全，以点代面，拘泥不化。

5.3 营分证与舌象

营分证是指温邪深入营分，劫灼营阴，扰神窜络而出现的证候类型。

舌象： 舌质红绛，苔少。典型舌象参见"8.4.3 清营汤与舌象"。

症状和体征： 身热夜甚，口干不甚渴饮，心烦不寐，时有谵语，斑疹隐隐，脉细数。

5.4 血分证与舌象

血分证是指温邪深入血分，引起耗血动血，瘀热互结所出现的证候类型。

舌象： 舌质深绛。典型舌象参见"8.4.4 犀角地黄汤与舌象"。

症状和体征： 身灼热，躁扰不安，神昏谵狂，吐血，衄血，便血，尿血，斑疹密布，脉细数。

6 体质与舌象

体质是一种客观存在的生命现象，是个体生命过程中，在先天遗传和后天获得的基础上，表现出的形态结构、生理功能以及心理状态等方面综合的、相对稳定的特征。这种特征决定着人体对某种致病因子的易感性及其病变类型的倾向性。对于体质的分类，历代医家以及当代医家，都有不同的分类。笔者在北京中医药大学王琦教授的体质分类法基础上，结合临床观察和体会，提出了10种体质：平和质、气虚质、阳虚质、阴虚质、痰湿质、湿热质、瘀血质、气郁质、实热质、肾虚质。王琦教授提出的"特禀质"体质，表现为一种特异性体质，多指由于先天性和遗传因素造成的一种体质缺陷，包括先天性、遗传性的生理缺陷，先天性、遗传性疾病，过敏反应，原发性免疫缺陷等。笔者认为，"特禀质"的分类对中医的辨证论治无指导作用，故本书未纳入。

6.1 平和质与舌象

①定义：强健壮实的体质状态，表现为体态适中，面色红润，精力充沛。
②舌象：淡红舌，薄白苔。典型舌象见图125。
③体质特征：

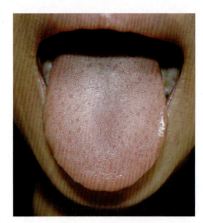

图125 平和质舌象

a.形体特征：体形匀称健壮。
b.常见表现：面色、肤色润泽，头发稠密有光泽，目光有神，鼻色明润，嗅觉通利，口和，唇色红润，不易疲劳，精力充沛，能耐受寒热，睡眠良好，胃纳佳，大小便正常，脉平。
c.心理特征：随和、开朗。
d.发病倾向：平素患病较少。
e.对外界环境的适应能力：对自然环境和社会环境适应能力较强。
④成因：先天禀赋良好，后天调养得当。

6.2 气虚质与舌象

① 定义：由于元气不足，以气息低弱，机体、脏腑功能状态低下为主要特征的一种体质状态。

② 舌象：舌质嫩，颜色淡红或淡白，苔多见薄少。典型舌象见图126。

③ 体质特征：

a. 形体特征：肌肉不健壮。

b. 常见表现：常见症：平素语音低怯，气短懒言，肢体容易疲乏，精神不振，易出汗。或见症：面色偏黄或㿠白，目光少神，口淡，唇色少华，毛发不华，头晕，健忘，大便正常，或有便秘但不结硬，或大便不成形，便后仍觉未尽，小便正常或偏多，脉虚或细。

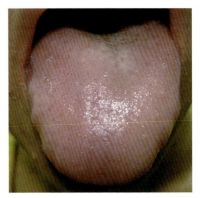

图126 舌淡胖嫩，舌边有齿痕，苔薄白润，示气虚质舌象

c. 心理特征：懒惰、松懈、意志弱。

d. 发病倾向：平素体质虚弱，卫表不固易患感冒，或病后抗病能力弱易迁延不愈，易患内脏下垂、虚劳等病。

e. 对外界环境的适应能力：不耐受寒邪、风邪、暑邪。

④ 成因：先天本弱，后天失养或病后气亏，如家族成员多数较弱、孕育时父母体弱、早产、人工喂养不当、偏食、厌食，或因年老气衰等。

按： 对于气虚质的鉴别诊断，脉象的意义大于舌象。

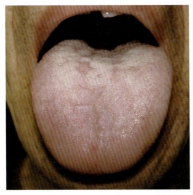

图127 舌淡紫，苔白，示阳虚质舌象

6.3 阳虚质与舌象

① 定义：由于阳气不足，以虚寒表现为主要特征的体质状态。

② 舌象：舌淡胖嫩，舌边有齿痕，苔润。典型舌象见图127。

③ 体质特征

a. 形体特征：多形体白胖，肌肉不壮。

b. 常见表现：常见症：平素畏冷，手足不温，喜热饮食，精神不振，睡眠偏多。或见症：面色柔白，目胞晦暗，口唇色淡，毛发易落，易出汗，大便溏薄，小便清长，脉迟、缓、虚或弱。

c.心理特征：谨慎、冷静、冷淡、退让、厌于做事。

d.发病倾向：发病多为寒证，或易从寒化，易病痰饮、肿胀、泄泻、阳痿。

e.对外界环境的适应能力：不耐受寒邪，耐夏不耐冬，易感湿邪。

④成因：先天不足，或病后阳亏。如家族中均有虚寒表现，孕育时父母体弱，或年长受孕，早产，或平素偏嗜寒凉损伤阳气，或久病阳亏，或年老体衰。

按：对于阳虚质的鉴别诊断，舌象（尤其是舌质）的意义大于脉象。

6.4 阴虚质与舌象

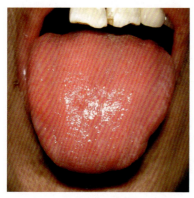

图128 舌红，少苔而干，示阴虚质舌象

①定义：由于体内津液、精血等阴液亏少，以阴虚内热为主要特征的体质状态。

②舌象：舌红或红绛，少苔而干。典型舌象见图128。

③体质特征

a.形体特征：体形瘦长。

b.常见表现：常见症：手足心热，平素易口燥咽干，鼻微干，口渴喜冷饮，大便干燥。或见症：面色潮红，有烘热感，目干涩，视物花，唇红微干，皮肤偏干，易生皱纹，眩晕耳鸣，睡眠差，小便短涩，脉细数。

c.心理特征：烦恼、紧张、情绪化、焦虑、脆弱。

d.发病倾向：平素易患阴亏燥热病变，或病后易表现为阴亏症状。

e.对外界环境的适应能力：平素不耐热邪，耐冬不耐夏，不耐受燥邪。

④成因：先天不足，或久病失血，纵欲耗精，积劳伤阴。如家族成员体形多偏瘦，孕育时父母体弱，或年长受孕，早产，或曾患出血性疾病等。

按：舌象对阴虚质的诊断有决定性意义。

6.5 痰湿质与舌象

①定义：由于水液内停而痰湿凝聚，以黏滞重浊为主要特征的体质状态。

②舌象：舌体胖大，舌苔白腻。典型舌象见图129。

③ 体质特征

a. 形体特征：体形肥胖，腹部肥满松软。

b. 常见表现：常见症：面部皮肤油脂较多，多汗而黏，胸闷，痰多。或见症：面色淡黄而暗，眼胞微浮，容易困倦，口黏腻或甜，身重不爽，喜食肥甘甜黏，大便正常或不实，小便不多或微浑，脉滑或细、濡、缓。

c. 心理特征：平静、放松、懒惰、无精打采、冷淡。

d. 发病倾向：易患消渴、中风、胸痹等病证。

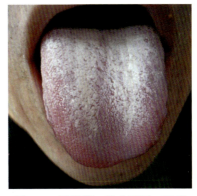

图129　舌淡紫，苔白厚腻，示痰湿质舌象

e. 对外界环境适应能力：对梅雨季节及湿环境适应能力差。

④ 成因：先天遗传，或后天过食肥甘。

按： 形体特征和舌象对痰湿质的诊断意义较为重要。痰湿质有偏于痰和偏于湿的不同，偏于湿脉象多细、濡、缓，偏于痰则脉滑。

6.6　湿热质与舌象

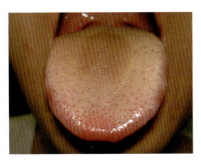

图130　舌红，苔黄腻，示湿热质舌象

① 定义：以湿热内蕴为主要特征的体质状态。

② 舌象：舌质偏红，苔黄腻。典型舌象见图130。

③ 体质特征

a. 形体特征：形体偏胖或苍瘦。

b. 常见表现：常见症：平素面垢油光，易生痤疮粉刺，易口苦口干，身重困倦。或见症：体偏胖或苍瘦，心烦懈怠，眼睛红赤，大便燥结，或黏滞，小便短赤，男性易出现阴囊潮湿，女性易出现带下增多，脉多见滑数。

c. 心理特征：偏于热者，急躁、易怒、冲动、情绪化；偏于湿者，懒惰、松懈、冷静、粗心。

d. 发病倾向：易患疮疖、黄疸、火热等病证。

e. 对外界环境的适应能力：对湿环境或气温偏高，尤其夏末秋初，湿热交蒸气候较难适应。

④ 成因：先天禀赋，或久居湿地，善食肥甘，或长期饮酒，湿热内蕴。

> **按：** 舌象尤其是舌苔，对湿热质的诊断具有非常重要的作用，具有决定性意义。

6.7 瘀血质与舌象

① 定义：是指体内有血液运行不畅的潜在倾向或瘀血内阻的病理基础，并表现出一系列外在征象的体质状态。

② 舌象：舌质暗，有点、片状瘀斑，舌下静脉曲张。典型舌象参见"3.3.4血瘀与舌象"。

③ 体质特征

　a.形体特征：瘦人居多。

　b.常见表现：常见症：平素面色晦暗，皮肤偏暗或色素沉着，易出现瘀斑，易患疼痛，口唇暗淡或紫。或见症：眼眶暗黑，鼻部暗滞，发易脱落，肌肤干，女性多见痛经、闭经，或经血中多凝血块，或经色紫黑有块，崩漏，或有出血倾向，吐血，脉细涩或结代。

　c.心理特征：无明显特征。

　d.发病倾向：易患出血、癥瘕、中风、胸痹等病证。

　e.对外界环境的适应能力：不耐受风邪、寒邪。

④ 成因：先天禀赋，或后天损伤，忧郁气滞，久病入络。

> **按：** 舌质和舌下络脉对瘀血质的诊断具有决定性意义。

6.8 气郁质与舌象

① 定义：由于长期情志不畅、气机郁滞而形成的以性格内向不稳定、忧郁脆弱、敏感多疑为主要表现的体质状态。

② 舌象：舌淡红，苔薄白，少数可见肝郁线。典型舌象参见"3.3.3气滞类证素与舌象"。

③ 体质特征

　a.形态特征：形体瘦者为多。

　b.常见表现：常见症：性格内向不稳定，忧郁脆弱，敏感多疑，对精神刺激适应能力较差，平素忧郁面貌，神情多烦闷不乐。或见症：胸胁胀满，或走窜疼痛，多伴善太息，或嗳气呃逆，或喉间有异物感，或乳房胀痛，睡眠较差，食欲减退，惊悸怔忡，健忘，痰多，大便多干，小便正常，脉弦细。

c. 心理特征：情绪化、忧郁、脆弱、敏感、多疑、压抑；或焦虑、紧张、急躁、躁狂。

d. 发病倾向：易患郁病、脏躁、百合病、不寐、梅核气、惊恐等病证。

e. 对外界环境的适应能力：对精神刺激适应能力较差，不喜欢阴雨天气。

④ 成因：先天遗传，或因精神刺激，暴受惊恐，所欲不遂，忧郁思虑等。

按： 除非长期出现肝郁线，一般情况下舌象对气郁质的诊断价值不大。精神情志方面的症状和脉象，对气郁质具有重要的诊断意义。

6.9 实热质与舌象

① 定义：实热质，就是我们通常所说的"火体"，为先天或后天因素所致的以阳气亢旺、火热较盛为特征的体质状态。

② 舌象：舌红，苔黄，或少津。典型舌象见图131。

③ 体质特征

a. 形态特征：形体偏瘦者较多。

b. 常见表现：面色偏红，目色偏赤，目光神气很足，失眠多梦，口苦口渴，咽干咽痛，食欲佳，大便干结，小便黄赤，脉滑、实或弦。

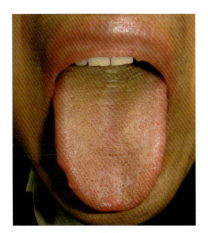

图131 舌红，苔黄燥，示实热质舌象

c. 心理特征：热情、活跃、冲动、冒险、急躁、易怒。

d. 发病倾向：易患热证、实证，即所说的"易上火"。患病后易化燥、化火。

e. 对外界环境的适应能力：不耐受燥热气候，耐冬不耐夏。对燥热饮食耐受力差。

④ 成因：先天禀赋，或过食燥热食物、过服燥热药物，或后天工作和生活环境燥热。

按： 舌象对实热质的诊断具有决定性意义，尤其是舌质。

6.10 肾虚质与舌象

① 定义：由于先天禀赋不足、后天失养、久病劳损、房事不节所致的以肾精不足为特征的体质状态。

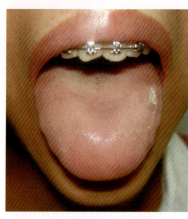

图132 舌淡嫩暗、边有齿痕，苔薄白润，示肾虚质舌象

② 舌象：舌淡或淡嫩，苔白。典型舌象见图132。

③ 体质特征

a. 形态特征：形体瘦弱者偏多。

b. 常见表现：小儿发育迟缓，身体矮小，囟门迟闭，智力低下，骨骼痿软，动作迟缓；男子精少不育，女子经闭不孕，性机能低下；成人早衰，腰酸膝软，头晕，耳鸣耳聋，健忘恍惚，两足痿软，发脱齿摇，目眶暗黑，神情呆顿，脉细或弱，尤以沉取和尺部为甚。

c. 心理特征：懒惰、松懈、无精打采、冷淡、兴趣少。

d. 发病倾向：易患虚证。

e. 对外界环境的适应能力：对燥热或寒冷气候都不耐受，对外邪的抵抗力较差。

④ 成因：先天禀赋，后天失养，房劳过度。

按： 症状和脉象对肾虚质的诊断有重要意义。

7 中药与舌象

药证，是指使用中药的指征和证据，包括症状、体征。舌象是药证的重要组成部分，研究药证的舌象特征，对于正确使用中药有重大意义。

清·梁玉瑜撰《舌鉴辨正》录149舌，几乎每舌都列有治法与方药，不但在治法上有所发展，而且也多结合症状予以辨证用药。如"第六·白苔黄边舌，如刮之净者，无病人也，刮不脱或不净者，是脾胃真热假寒，心肝肺膀胱为阳火逼迫，而移热于大肠也。其为病多咳痛，心胸热，小便涩，大便或结或泄热，或泻红白痢不等。咳痛心胸热者，宜生石膏、知母、三黄、花粉、竹茹等药；小便涩者，宜木通、车前、三黄等药。"清代温病学派将辨舌用药的经验结合到卫气营血辨证和三焦辨证中去，这是很大的进步。如《温热经纬·叶香岩外感温热篇》曰："再论其热传营，舌色必绛，绛深红色也。初传绛色，中兼黄白色，此气分之邪未尽也，泄卫透营，两和可也。纯绛鲜色者，包络受病也，宜犀角、鲜生地、连翘、郁金、石菖蒲等。""再有热传营血，其人素有瘀伤宿血，在胸膈中，挟热而搏，其舌色必紫而暗，扪之湿，当加入散血之品，如琥珀、丹参、桃仁、丹皮……若紫而肿大者，乃酒毒冲心；若紫而干晦者，肾肝色泛也，难治。"清·石芾南《医原·温热辨舌心法》对辨舌用药有较多新的发挥，如"温病初起，舌苔白而少津者，宜杏仁、桔梗、牛蒡之类，辛润以解缚束；桑叶、蒌皮之类，轻清以解燥热；佐栀皮、连翘之微苦、微寒。"清·江涵暾《笔花医镜》也有一段精辟的论述："心热者，舌尖必赤，甚者起芒刺，宜黄连、麦冬、竹叶卷心。肝热者，舌边赤或芒刺，宜柴胡、黑山栀。其舌中苔厚而黑燥者，胃大热也，必用石膏、知母……再有舌黑而润泽者，此系肾虚，宜六味地黄汤。若满舌红紫色而无苔者，此为绛舌，也属肾虚，宜生地、熟地、天冬、麦冬等。"南京中医药大学黄煌教授也非常重视辨舌用药，提出了"黄连舌"、"干姜舌"等概念[1]，如"黄连舌"的特征为舌质红或暗红，舌质坚老，舌苔黄腻或厚或薄，舌面较干；"干姜舌"的特征为舌质淡或淡红，舌上有腻苔，苔多白腻，或灰黑腻，或白滑。

笔者认为，舌象对于正确使用中药有非常重要的指导作用，尤其是清热

---

[1] 黄煌著. 中医十大类方. 南京：江苏科学技术出版社，2003:129, 148.

药、温阳药、祛湿药、化痰药、活血化瘀药等。例如，舌红苔黄燥，是使用石膏、知母的重要指征；舌淡白或淡嫩，苔白润，是使用附子、干姜的重要指征；舌红苔黄腻，是使用黄连、木通、茵陈蒿的重要指征；白腻苔是使用半夏、南星的重要指征；舌紫，或有瘀斑瘀点，或舌下络脉瘀紫，是使用丹参、川芎、红花的重要指征。

7.1 解表药与舌象

7.1.1 辛温解表药与舌象

辛温解表药的舌象特征应当为舌质淡白。其他舌象如舌淡红或红，必要时也可使用，但此时只取其解表之功，应配伍其他药物来抑制其温热之性，如银翘散中使用荆芥。从舌苔来说，辛温解表药最适宜于薄白润苔，但是如果确认为风寒表证，即使见到其他舌苔也可使用。特别需要注意的是，湿浊内盛的厚浊腻苔，如果误用辛温解表药，可能搅动湿浊，上蒙清窍而致头懵。

辛温解表药的辨证使用要点：a.依据病程短和恶寒发热来确认存在表证；b.依据舌质淡来确认寒证；c.依据脉象浮来确认邪正交争于表；d.辛温解表药经常用于宣肺，其用药机制不可按照解表药来理解与应用。

7.1.1.1 麻黄与舌象

舌象： 舌淡红或淡，薄白润苔。典型舌象见图133。

症状和体征： 恶寒发热，头痛身痛，骨节痛；无汗，咳喘，鼻塞；浮肿，小便不利，脉浮紧。

7.1.1.2 桂枝与舌象

舌象： 舌淡白或淡紫，苔薄白润或滑。典型舌象见图134。

症状和体征： 发热或自觉热感，易出汗，甚或自汗，恶风，对寒冷感觉敏感，关节痛；自觉腹部有上冲感或搏动感，动悸，易惊，烘热，失眠。脉

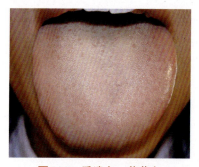

图133　舌淡白，苔薄白

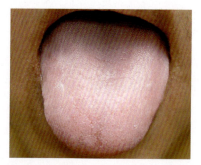

图134　舌淡白、嫩，苔薄白、少、润

象:在表证中为浮缓,在内伤杂病中为细或细涩。

按: 桂枝有温经通络的作用,最适用于阳虚经脉不通的病证,所以最适合的舌象是舌质淡嫩紫(淡为寒,嫩为虚,紫为血脉瘀滞)。

7.1.1.3 紫苏叶与舌象

舌象: 舌淡白或淡红,苔薄白或薄白腻。典型舌象见图135。

症状和体征: 发热恶寒,头痛鼻塞;脘腹痞胀,胸闷,恶心呕吐,脉浮或浮紧。

按: 紫苏叶有一定的化湿和胃作用,所以适用于舌淡苔薄腻的风寒微夹湿病证。

7.1.1.4 荆芥与舌象

舌象: 舌淡白或淡红,苔薄白。典型舌象见图136。

症状和体征: 发热恶寒,头痛,无汗;风疹瘙痒或麻疹透发不畅,脉浮。

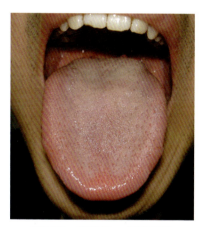
图135 舌淡红,苔薄白腻

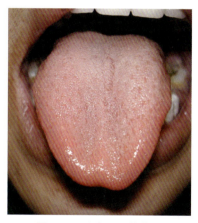
图136 舌淡红,苔薄白

按: 荆芥作用温和,发汗之力轻微,适用于各种表证。荆芥除了解表以外,还有理血作用,所以适用于有瘀血的病证,如与瘀血相关的皮肤病。

7.1.1.5 防风与舌象

舌象: 舌淡白或淡红,苔薄白腻。典型舌象见图137。

症状和体征: 头痛,身痛,恶寒;关节疼痛,四肢挛急,脉浮或浮紧。

按: 防风除了解表外,有疏肝理气的作用。

7.1.1.6 白芷与舌象

舌象: 舌淡白或淡红,苔薄白腻。典型舌象见图138。

症状和体征: 恶寒发热,鼻塞;头痛,眉棱骨痛,头风痛,齿痛。脉象不拘。

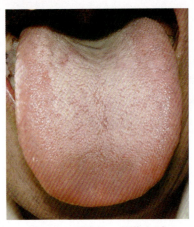
图137 舌淡红，苔薄白腻

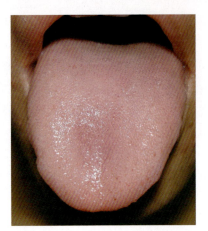
图138 舌淡白，苔薄白

按： 治疗表证时，通常不单独用白芷作为解表药，当表证兼有眉棱骨痛和齿痛时则可选用。

7.1.2 辛凉解表药与舌象

辛凉解表药的舌质特征应当为舌前部红。使用辛凉解表药，最适宜的舌苔是薄白或薄黄而略干。舌前部红表明热在上焦，舌苔略干说明热邪有轻度伤津。辛凉解表药的辨证使用要点：a.依据病程短和恶寒发热来确认存在表证；b.依据舌前部红来确认是上焦有热证；c.依据脉象浮来确认邪正交争于表；d.部分辛凉解表药经常用作清热解毒药，其用药机制不可按照解表药来理解；e.辛凉解表药发汗效果小，所以风热表证如果需要发汗时要合用适量辛温解表药。

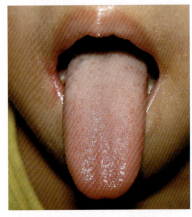
图139 舌尖红，苔薄白

7.1.2.1 薄荷与舌象

舌象： 舌前部红，苔薄黄或薄白。典型舌象见图139。

症状和体征： 头痛，咽痛，目赤，发热，微恶寒；胸闷，胁肋胀痛。脉象：外感病常见浮或浮数；内伤病多见弦或弦细。

按： 在辛凉解表药中，薄荷的特点是：a.兼有疏肝解郁作用；b.具有利咽作用；c.具有清利头目的作用，常用于治疗风热表证和肝火上炎引起的头昏、目胀、耳鸣、耳痛、耳痒。

7.1.2.2 桑叶与舌象

舌象： 舌尖红或舌红，苔薄白或薄黄而略干。典型舌象见图140。

症状和体征： 发热，头昏头痛，目赤，咳嗽，咽喉肿痛，脉浮或浮数。

按： 桑叶宣肺、清肺的作用较强；桑叶大量使用可以治疗肝肾阴虚所致的耳目功能下降，如桑麻丸。

7.1.2.3 菊花与舌象

舌象： 舌尖红或舌红，苔薄黄。典型舌象见图141。

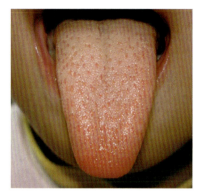
图140　舌尖红，苔薄白而干

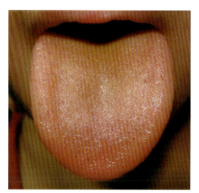
图141　舌尖红，苔薄黄

症状和体征： 发热，头昏痛，目赤肿痛，脉浮数或浮。

按： 菊花有黄菊花、白菊花和野菊花之别，黄菊花通常用于风热表证，白菊花通常用于肝肾阴虚、阴虚火旺所致的耳目功能障碍，野菊花为清热解毒药。

7.1.2.4 葛根与舌象

舌象： 舌红、舌尖红或舌淡红，苔薄黄少津。典型舌象见图142。

症状和体征： 发热，头痛，无汗，项背强痛；腹泻；心烦，口渴，脉浮。

按： 葛根的特点：a.葛根解肌作用很强，不管风寒表证还是风热表证，只要有"头项强痛"都可以使用，但药量须较大，一般在15g以上；b.葛根是辛凉解表药中少见的具有升阳止泻作用的药物；c.葛根有生津止渴的作用。

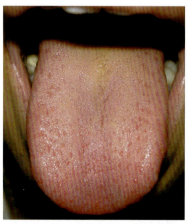
图142　舌淡红、舌尖红，苔黄而干

7.1.2.5 柴胡与舌象

舌象： 舌淡红或舌偏红，苔薄白。典型舌象见图143。

症状和体征： 寒热往来，胸胁苦满，口苦，咽干，目眩；胁肋胀痛，小腹或少腹胀痛，月经不调；内脏下垂如脱肛、子宫脱垂等。脉象：外感病可见脉浮数或弦，内伤病多见脉弦或弦细。

按： 柴胡的特点：a.柴胡的适应证非常广泛，其作用机制离不开"升"、"散"二字，在外感病中用其疏理肌表的气机、达表

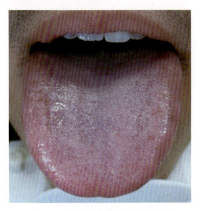

图143　舌淡红偏暗，苔薄白

散邪，在内伤病中用其疏肝理气，治疗肝气向上向外疏泄不足的病证。b.柴胡的使用剂量变化很大，疏表退热时药量宜大，一天用量可达30～120g；用于内伤病肝气郁结证的治疗时，需中等用量，一天用量10～15g；用于脾虚肝气乘脾证的治疗时，仅需少量，一天用量2～6g。c.关于"柴胡劫肝阴"之说，笔者认为主要是柴胡的使用不当所致，只要具备柴胡的症、脉与舌象，不必拘泥于此说。

7.1.2.6 升麻与舌象

舌象： 舌红或淡红，苔黄厚。典型舌象见图144。

症状和体征： 发热，头痛，牙龈肿痛，口舌生疮；内脏下垂如脱肛、胃下垂、子宫脱垂等。脉象不拘。

按： 升麻主要是通过透发胃中的郁热来起作用，所以用于胃中郁热上扰清窍引起的阳明经头痛、牙痛、口腔溃疡。升麻常用于：a.脾虚、湿热中阻引起的阴火证；b.脾胃湿热上冲引起的口臭、口腔溃疡、齿痛等症；c.外感湿热发热阶段，舌苔黄厚腻，升麻和青蒿同用时，升麻可以帮助青蒿透邪外出，加快退热和舌苔消退的作用。清胃火

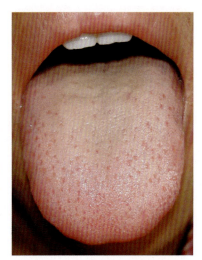

图144　舌淡红，苔薄黄腻

时，升麻药量须大，一天可达10～20g；用于升提脾气时，则用小量，一天2～6g。

7.2 清热药与舌象

7.2.1 清热泻火药与舌象

清热泻火药的典型舌象为舌质红，苔黄或黄燥。清热泻火药的辨证使用要点：a.依据舌质红来判断热证；b.依据舌苔厚和实脉来判断实证；c.清热泻火药使用不当易伤脾胃阳气，所以使用前需排除脾胃阳虚所致的腹泻和胃痛。

7.2.1.1 石膏与舌象

舌象：舌质红，苔黄而干燥，厚薄不拘。典型舌象见图145。

症状和体征：壮热，恶热多汗，烦渴喜饮；咳嗽，痰黄稠，气喘；牙龈红肿疼痛；大便秘结或正常。脉洪大或浮滑。

按：石膏有缓泻作用，使用前除了舌象要适宜外，还需排除脾胃阳虚所致的腹泻和胃痛。

7.2.1.2 知母与舌象

舌象：舌红，苔薄黄少津。典型舌象见图146。

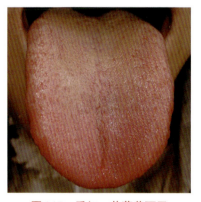

图145 舌红，苔薄黄而干

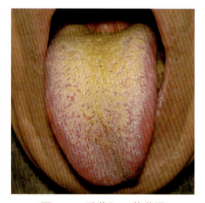

图146 舌紫红，苔黄燥

症状和体征：壮热，烦渴多饮，咳嗽，咳黄黏痰；潮热，盗汗，五心烦热，脉细数或洪大。

按：知母既清热又滋阴，在外感热病中，用于邪热伤津证；在内伤杂病中，用于阴虚火旺证。舌苔黄腻者要慎用知母。

7.2.1.3 芦根与舌象

舌象：舌红，苔黄燥或黄腻而干。典型舌象见图147。

症状和体征：烦热口渴，或呕逆，或咳嗽、咳黄黏痰，脉滑数。

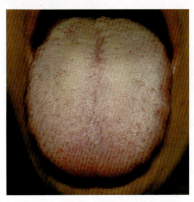

图147 舌紫，苔微黄厚腻而干

按： 芦根有清热泻火、利湿、生津的作用，所以邪热伤津、湿热伤津都可应用。芦根清肺热作用较好。

7.2.1.4 天花粉与舌象

舌象： 舌红，苔黄少津或者黄腻少津。典型舌象见图148。

症状和体征： 烦热，口干舌燥，口渴多饮，或咳嗽、咳黄黏痰，脉数。

按： 天花粉具有化痰生津的作用，适用于津液不足、热邪耗煎所致的黏痰。

7.2.1.5 栀子与舌象

舌象： 舌红，苔黄或黄腻。典型舌象见图149。

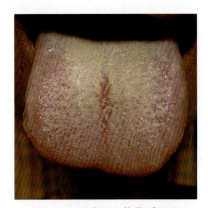

图148 舌暗红，苔黄腻而干

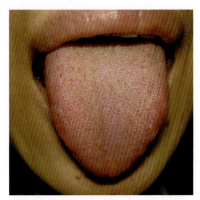

图149 舌紫红，苔薄黄

症状和体征： 心烦，躁扰不宁，郁闷；发热，小便黄，或黄疸，脉数或弦数。

7.2.1.6 夏枯草与舌象

舌象： 舌红，或舌边红，苔黄。典型舌象见图150。

症状和体征： 眩晕，头痛头胀，目赤肿痛，口苦，或见瘰疬、瘿瘤，脉弦数或浮弦。

按： 夏枯草的特点：a.清肝火；b.软坚散结，所以特别适宜治疗肝经郁热所致的瘰疬、瘿瘤、肿痛等症，但用量宜大，需

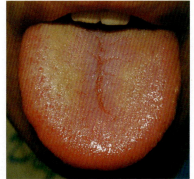

图150 舌红，苔黄

15g以上才能收到较强的软坚散结功效。

7.2.2 清热燥湿药与舌象

清热燥湿药的典型舌象为舌质红，苔黄腻。

7.2.2.1 黄芩与舌象

舌象： 舌红带有滞色。典型舌象见图151。

症状和体征： 胸闷，脘痞，泻痢，热淋，黄疸，痈肿疮毒；咳嗽，咳黄痰；热迫血行所致的吐血、咯血、尿血、便血等。脉象不拘。

7.2.2.2 黄连与舌象

舌象： 舌质红或暗红，或舌尖红，质坚老，舌苔黄腻或厚或薄，通常舌面较干。典型舌象见图152。

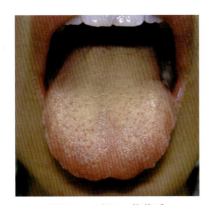

图151 舌红，苔黄腻

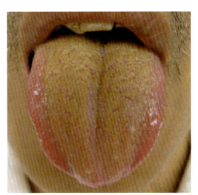

图152 舌红，苔黄

症状和体征： 烦躁不安，或心悸，或失眠，或神志不清，身体自觉发热；心下痞，胃痛，腹痛，下痢，恶心呕吐等消化道症状；痈肿疮毒，疔毒内攻，耳目肿痛。脉象不拘。

7.2.2.3 黄柏与舌象

舌象： 舌红带有滞色。典型舌象见图153。

症状和体征： 湿热泻痢，黄疸，白带色黄黏稠，热淋，湿疹，疮疡肿毒；阴虚发热，心烦，骨蒸盗汗。脉象：尺脉大为特征。

按： 黄芩、黄连和黄柏同属苦寒泻火药，可用于各种热证，但最适用于郁热证，即热证中带有气滞血瘀。舌质红中带暗

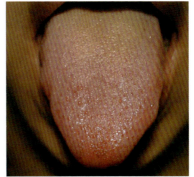

图153 舌尖红，苔黄

紫，既可见于单纯的温热证，也可见于湿热证，所以舌苔不必拘泥。黄芩主要是清肺火和肝火，黄连清心火和胃火，黄柏清下焦之火和心火。黄芩、黄连和黄柏可清血分郁热，而生地黄、玄参一类也可清血分郁热，区别在于前者兼有燥湿作用，后者兼有滋阴作用。黄连最苦，但大量使用反不甚苦。这三味药的应用范围很大，对于不同病证药量的变化很大，可用1.5～60g不等。脉象不是使用这三味药的主要指征。

7.2.2.4　苦参与舌象

舌象：　舌红，苔黄腻。典型舌象见图154。

症状和体征：　湿热所致的泻痢，黄疸，带下，热淋，阴痒；湿疹，皮肤瘙痒，脓疱疮，疥癣。脉象不拘。

按：　苦参还有一独特之处，即用于治疗热证的心律失常，用量15～30g。

7.2.3　清热凉血药与舌象

清热凉血药的典型舌象为舌红或绛，苔少。

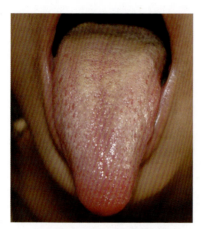

图154　舌尖红，苔黄腻

7.2.3.1　生地黄与舌象

舌象：　舌红或绛，苔少而干。典型舌象见图155。

症状和体征：　身热口干，烦渴多饮；或热迫血行所致的吐血，衄血，尿血，崩漏下血等。脉细数。

按：　使用生地黄主要依靠舌象，因为舌象擅长反应阴血的问题，脉象擅长反应气机的问题。

7.2.3.2　玄参与舌象

舌象：　舌红或绛，或苔少而干。典型舌象见图156。

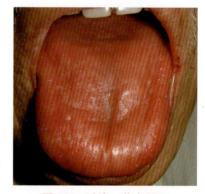

图155　舌绛，苔少而干

症状和体征：　身热，口干，发斑，甚则烦躁谵语；咽喉肿痛，痈肿疮毒，瘰疬痰核等。脉细数。

按：　玄参是治疗脉管炎的专药。

7.2.3.3　牡丹皮与舌象

舌象：　舌质紫红或绛紫。典型舌象见图157。

7 中药与舌象

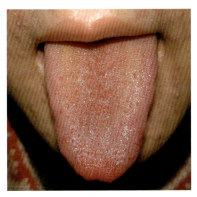

图156 舌尖红，苔薄黄燥

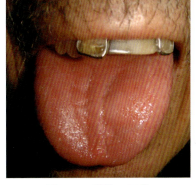

图157 舌绛，无苔

症状和体征： 身热，发斑；热迫血行所致的吐血、衄血等；血瘀所致的经闭、痛经或癥瘕；外感病后期的咳嗽。脉象不拘。

7.2.3.4 赤芍与舌象

舌象： 舌质紫红或绛紫。典型舌象见图158。

症状和体征： 身热，发斑；血瘀所致的经闭、痛经或跌打损伤所致的瘀滞肿痛；瘀热所致的疔疮肿毒。脉象不拘。

按： 牡丹皮与赤芍作用相似，但牡丹皮偏于止血，赤芍偏于活血。

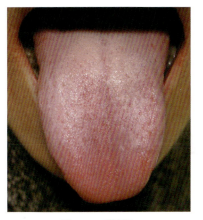

图158 舌紫红

7.2.4 清热解毒药与舌象

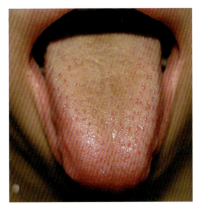

图159 舌红（尤其舌尖红），苔黄燥

清热解毒药的典型舌象为舌红苔黄。

7.2.4.1 金银花与舌象

舌象： 舌尖红或舌红。典型舌象见图159。

症状和体征： 发热微恶风寒，咽喉肿痛，咳嗽，咳黄痰；疮痈疔肿。脉象为实脉类。

按： a.舌苔少或腻者慎用；b.用量范围较大，疏风清热宜少量，可用3～15g；用于治疗疔疮肿毒，则宜大量使用，可用30～250g；c.通常采用一煎，二煎后辛散

75

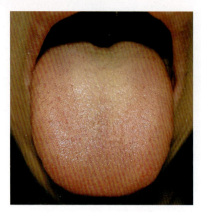

图160　舌红，苔薄黄

7.2.4.2　连翘与舌象

舌象：舌尖红或舌红。典型舌象见图160。

症状和体征：发热微恶风寒，咽喉肿痛，咳嗽，咳黄痰；疮毒痈肿，瘰疬痰核。脉象为实脉类。

按：连翘的作用与金银花相似，但连翘散结作用较强。

7.2.4.3　蒲公英与舌象

舌象：舌红，苔黄或黄腻。典型舌象见图161。

症状和体征：热毒痈肿疮疡，肠痈，肺痈；湿热黄疸及小便淋漓涩痛。脉象不拘。

按：与金银花、连翘相比，蒲公英的特点是多了清利湿热的作用。

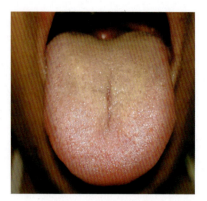

图161　舌红，苔黄腻

7.2.5　清虚热药与舌象

清虚热药的典型舌象为舌红或绛，少苔。

7.2.5.1　青蒿与舌象

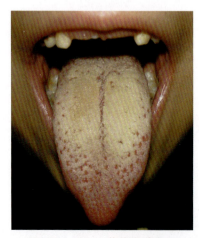

图162　舌红，苔黄厚腻而干

舌象：舌质红。典型舌象见图162。

症状和体征：a.内伤病或温病后期阴虚火旺引起的低热不退，夜热早凉，热退无汗，骨蒸潮热，盗汗，五心烦热；b.暑湿或湿热所致发热；c.脉细数。

按：青蒿的作用可用一个"透"字来概括。阴虚火旺证可用青蒿把血分的火热透发于外；湿热证可用青蒿透热于湿外，此时与升麻相配作用更佳。青蒿的用量，阴虚火旺证宜用小量，可用3～12g；而外感湿热病宜用大量，每剂药可用15～60g，每天服用2～4次，必要时一天用量可达240g。

7.2.5.2 地骨皮与舌象

舌象： 舌红少苔。典型舌象见图163。

症状和体征： 余热未清所致的咳嗽，痰少而黏；骨蒸潮热，盗汗，五心烦热。脉细数。

按： 地骨皮与牡丹皮都常用于外感病后期、余热未清的咳嗽，但前者长于降气，后者长于凉血。

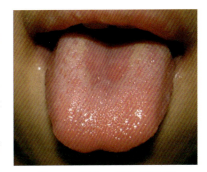

图163　舌红，舌中部剥苔

7.3 泻下药与舌象

7.3.1 攻下药与舌象

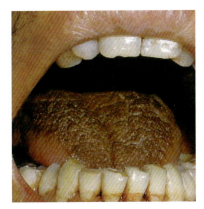

图164　舌红，苔焦黄黑

攻下药的典型舌象为舌红，苔黄厚干燥。

7.3.1.1 大黄与舌象

舌象： 舌质红而苍老，苔焦黑、干燥。典型舌象见图164。

症状和体征： 腹满，腹痛，拒按或腹壁有抵抗感，便秘；精神不安，烦躁，易兴奋，身热有汗。脉实或沉实。

按： 大黄用于阳明腑实证时，需见到如上的舌象；如用于清热泻火，舌象可见舌红或紫红，苔黄；如外用，则舌象不拘。

7.3.2 润下药与舌象

7.3.2.1 火麻仁与舌象

舌象： 舌质不拘，苔少略干。典型舌象见图165。

症状和体征： 老人、产妇及体弱者大便干结难解，脉细、濡、弱。

按： 火麻仁是润肠通便的药物，大肠津液不足方可使用。舌苔厚腻者不可使用。

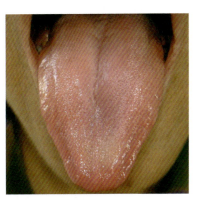

图165　苔少

7.4 祛风湿药与舌象

7.4.1 独活与舌象

舌象： 舌淡或淡红，苔白或白腻。典型舌象见图166。

症状和体征： 风湿痹痛，腰腿疼痛，关节活动不利，脉细。

7.4.2 威灵仙与舌象

舌象： 舌淡或淡红，苔白。典型舌象见图167。

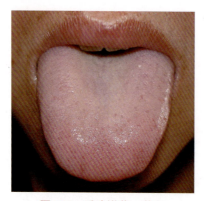

图166 舌淡嫩紫，苔白

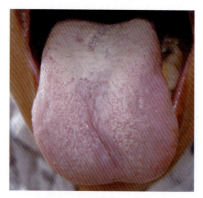

图167 舌淡暗，苔白腻

症状和体征： 风湿痹痛，肢体麻木，筋脉拘挛，关节屈伸不利，脉细。

7.4.3 防己与舌象

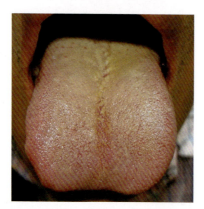

图168 舌暗红，苔黄腻

舌象： 舌红，苔黄腻。典型舌象见图168。

症状和体征： 风湿痹痛，关节红肿疼痛，活动不利；水肿，腹水，浮肿。脉象不拘。

7.5 芳香化湿药与舌象

芳香化湿药的典型舌象为舌淡红，苔白腻或白厚腻。

7.5.1 苍术与舌象

舌象： 舌淡红，苔白腻或白厚腻。典型舌象见图169。
症状和体征： 脘腹胀满，食欲缺乏，恶心呕吐，倦怠乏力，脉濡缓。

7.5.2 厚朴与舌象

舌象： 舌淡红，苔白腻或白厚腻。典型舌象见图170。

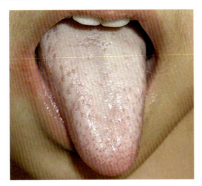
图169 舌淡紫，苔白厚腻

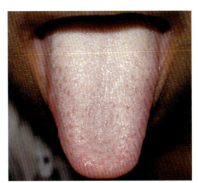
图170 舌淡红，苔白厚腻

症状和体征： 脘腹胀满，嗳气，食欲缺乏；咳嗽，气喘，痰多，脉濡细。

7.5.3 藿香与舌象

舌象： 舌淡红，苔白腻或白厚腻。典型舌象见图171。
症状和体征： 脘腹胀满，食欲缺乏，恶心呕吐，泄泻，脉濡缓。

7.5.4 砂仁与舌象

舌象： 舌淡或淡红，苔白腻。典型舌象见图172。

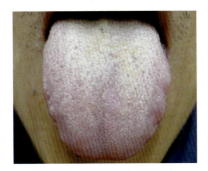
图171 舌淡嫩紫，苔厚腻

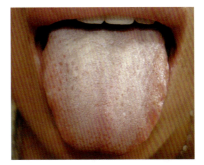
图172 舌淡嫩偏暗，苔白厚腻
（砂仁与舌象）

症状和体征： 脘腹胀痛，不思饮食，呕吐泄泻；妊娠恶阻，胎动不安，脉濡细。

7.5.5 白豆蔻与舌象

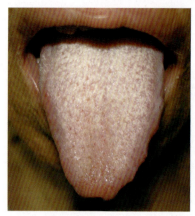

图173 舌淡嫩偏暗，苔白厚腻（白豆蔻与舌象）

舌象： 舌淡或淡红，苔白腻。典型舌象见图173。

症状和体征： 脘腹胀满，不思饮食，恶心呕吐，脉濡缓。

按： 以上诸药作用相似，所以舌、脉象比较接近。舌淡或淡红、苔白腻或白厚腻是使用以上药物的特征舌象。区别如下：苍术是苦温燥湿的要药，为舌淡、苔白厚腻的寒湿重证的必用之药；厚朴长于降气，适用于湿证兼有肺胃气逆者；藿香长于解表，常用于寒湿困阻中焦兼有表证，以及湿证型鼻炎；砂仁长于和胃；白豆蔻长于芳化中、上两焦之湿。

7.6 利水渗湿药与舌象

7.6.1 茯苓与舌象

舌象： 舌淡胖嫩，苔白润或水滑。典型舌象见图174。

症状和体征： 小便不利，水肿，停饮；食少便溏，四肢倦怠；心悸、失眠。脉象不拘。

按： 茯苓是最纯和之药，健脾而不腻，利湿而不伤正，利水渗湿时可大量使用，用量10～100g。

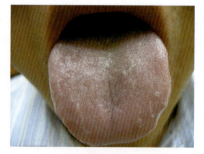

图174 舌淡胖嫩紫、边有齿痕，苔白润

7.6.2 泽泻与舌象

舌象： 舌体胖大，苔黄腻或淡黄腻。典型舌象见图175。

症状和体征： 小便不利或黄赤，水肿，泄泻，淋浊，痰饮，带下，脉滑。

按： 泽泻是纯泻无补之品，所以脉象滑是使用泽泻的关键。使用泽泻的舌象指征主要依据舌质胖大而不是舌苔情况。泽泻用于痰饮上泛所致的眩晕，用量宜大，可用15～45g。

7.6.3　薏苡仁与舌象

舌象： 舌红或淡红，苔白腻或淡黄腻。典型舌象见图176。

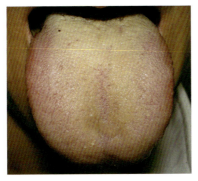

图175　舌紫红、胖大，苔淡黄腻

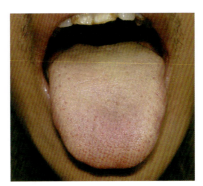

图176　苔薄黄腻

症状和体征： 小便不利，水肿，脚气，泄泻；风湿痹痛，筋脉拘挛；肺痈，肠痈。脉象不拘。

按： 薏苡仁是治疗湿热病的要药，有清热利湿、健脾之功。但其性味寒凉，泻远大于补，所以脾虚寒湿者禁用。

7.6.4　车前子与舌象

舌象： 舌红或淡红，苔黄腻。典型舌象见图177。

症状和体征： 小便淋漓涩痛，小便黄，水肿，泄泻，白带色黄而稠；目赤，内障，视物昏暗。脉数。

7.6.5　滑石与舌象

舌象： 舌红，苔黄腻。典型舌象见图178。

症状和体征： 小便不利，淋漓涩痛；暑热烦渴，湿温胸闷，湿热泄泻。脉数。

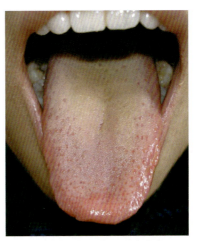

图177　舌尖红，苔薄黄腻

7.6.6 木通与舌象

舌象： 舌红，苔黄腻。典型舌象见图179。

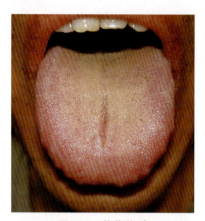

图178 苔薄黄腻

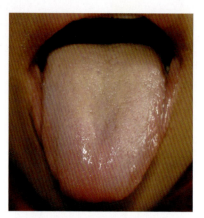

图179 舌尖红，苔淡黄腻

症状和体征： 小便短赤，淋漓涩痛，或口舌生疮，心烦尿赤；产后乳汁不多。脉象不拘。

按： 临床上木通多用于湿热痹症。

7.6.7 金钱草与舌象

舌象： 舌红，苔黄厚腻。典型舌象见图180。

症状和体征： 各种淋证，如热淋、砂淋、石淋；湿热黄疸。脉象不拘。

按： 金钱草通常用于尿路结石和胆结石，且用量宜大，可用15～60g。

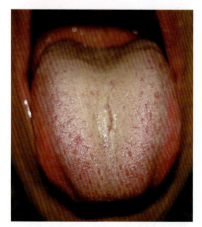

图180 舌红，苔黄腻

7.6.8 萆薢与舌象

舌象： 舌淡红或红，苔腻或厚腻。典型舌象参见"7.6.3薏苡仁与舌象"。

症状和体征： 用于膏淋，症见小便浑浊，色白如米泔；风湿痹痛，腰痛。脉象不拘。

按： 萆薢是难得的治疗湿热腰痛的药物。

7.6.9 茵陈蒿与舌象

舌象： 舌质红，苔黄腻。典型舌象参见"7.6.7金钱草与舌象"。
症状和体征： 黄疸，尤其是湿热黄疸；各种肝炎。脉象不拘。

7.7 温里药与舌象

温里药的典型舌象为舌质淡白或淡嫩，苔白或白润。

7.7.1 附子与舌象

舌象： 舌淡或淡嫩，苔白润或白滑。典型舌象见图181。

症状和体征： 精神委靡，倦卧欲寐；畏寒感，四肢厥冷，尤其是下半身、膝以下清冷。脉象：微弱，沉伏，细弱，或突然浮大而空软无力。

按： 舌质淡是诊断附子证的关键，而脉象则不是使用附子的主要指征。附子用于治疗虚寒证时，脉象应属于虚脉类；但用于治疗寒痹时，脉象未必属于虚脉类。

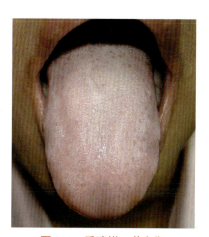

图181 舌淡嫩，苔白润

7.7.2 干姜与舌象

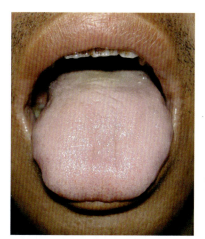

图182 舌淡嫩紫

舌象： 舌质淡或淡红，舌上有腻苔，苔多白腻，或灰黑腻，或白滑。典型舌象见图182。

症状和体征： 呕吐物、唾液、痰液、大便、尿液清稀，无恶臭；腹胀，腹痛，恶心，呕吐，或咳喘；口不干渴，恶寒喜热，精神委靡。脉沉细或弱。

按： 干姜证多为脾胃阳虚，兼夹寒湿。

7.7.3 肉桂与舌象

舌象： 舌淡白或淡嫩，苔白润。典型舌象见图183。

症状和体征： 畏寒肢冷，腰膝软弱，阳痿，尿频；脘腹冷痛，食少便溏；寒湿痹痛，腰痛；阴疽，痛肿脓成不溃，或溃后久不收敛。脉象：弱、细，或沉而无力。

7.7.4 吴茱萸与舌象

舌象： 舌淡或淡嫩，苔白润。典型舌象见图184。

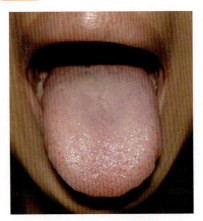

图183 舌淡嫩，苔薄白

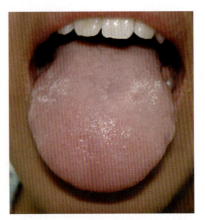

图184 舌淡嫩紫、稍胖，苔白润

症状和体征： 脘腹冷痛，疝痛，头痛和虚寒泄泻；寒湿脚气疼痛，或上冲入腹；呕吐吞酸。脉弦细或弱。

按： 肉桂与吴茱萸都有温经行气止痛的作用，区别是肉桂入肾经，而吴茱萸入肝经。

7.7.5 细辛与舌象

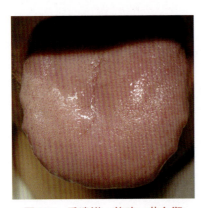

图185 舌淡嫩、偏暗，苔白润

舌象： 舌淡或淡嫩，苔白滑。典型舌象见图185。

症状和体征： 头痛，身痛，牙痛，痹痛；咳嗽气喘，痰多清稀，鼻塞流清涕。脉细、弱、濡。

按： 细辛的应用剂量大小要分清是煎服还是生服，生服的剂量不超过2g，煎服则不受此限，因为细辛的毒性成分在煎煮过程中被迅速破坏。

7.8 理气药与舌象

理气药在临床上应用甚广,辨证使用要点为:a.理气药作为主药应用时,舌象多见舌质淡苔白润;b.理气药作为佐使药使用时,舌脉象与主方相应;c.行气药的作用部位主要在腑。

7.8.1 陈皮与舌象

舌象: 舌淡或淡红,苔白腻或白润。典型舌象见图186。

症状和体征: 作为主药使用时,应见到脘腹胀满,胸闷,嗳气,恶心呕吐,纳呆倦怠,大便溏薄,咳嗽,痰多,气逆。脉象:右关脉有弦象为其特征脉象。

按: 陈皮作为主药使用时,药量宜大,10~30g;作为佐使药使用时,能活泼气机,使处方增加"动感",不致滋腻过度,药量宜小,2~10g。

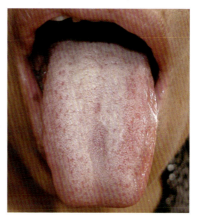

图186 舌淡红,苔白腻

7.8.2 枳实与舌象

舌象: 舌淡红,苔白或白腻。典型舌象见图187。

症状和体征: 食积停滞,腹痛便秘,泻痢不畅,里急后重;痰浊阻塞气机,胸脘痞满。脉实或沉实。

按: 枳实通过行气来消痞、通便,促使气机往下运行。用量2~15g。6g以上的药量可以促使肠蠕动增加,导致腹部窜痛、大便次数增多、矢气频频,但疗效迅捷。

7.8.3 木香与舌象

舌象: 舌淡白,苔白润或白腻。典型舌象见图188。

症状和体征: 脾胃气滞所致的食欲缺乏,食积不化,脘腹胀痛,肠鸣泄泻,下痢腹痛,里急后重,脉弦或弦细。

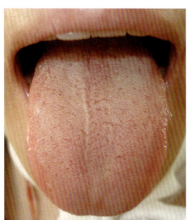

图187 舌淡红,苔白

按： 木香气味辛窜，使用不当会导致气机上逆，其适应证为寒湿气滞证，湿热病慎用。

7.8.4 香附与舌象

舌象： 舌淡红，苔薄白。典型舌象见图189。

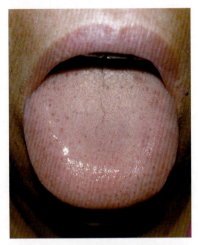

图188 舌淡胖嫩紫，苔薄白润

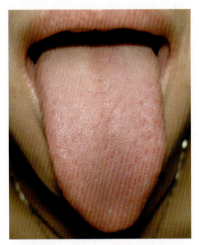

图189 舌淡红稍暗，苔薄

症状和体征： 肝气郁滞所致的胁肋胀痛，脘腹胀痛，疝痛，月经不调，痛经，乳房胀痛，脉弦、弦细或沉弦。

按： 香附最适用于病位在腹部、病性为寒、病机为肝气郁结之证。

7.8.5 乌药与舌象

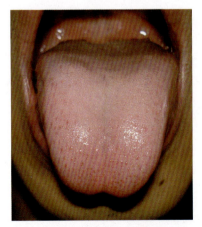

图190 舌淡白，苔薄白

舌象： 舌淡白或淡红，苔白。典型舌象见图190。

症状和体征： 胸闷，胁痛，脘腹胀痛，寒疝腹痛，痛经；肾阳亏虚所致的小便频数，遗尿。脉弦或紧。

7.8.6 沉香与舌象

舌象： 舌淡白或淡红，苔白。典型舌象见图191。

症状和体征： 寒凝气滞，胸腹胀闷疼痛；胃寒呕吐，呃逆；下元虚冷、肾不纳气所致的虚喘,痰饮咳喘。脉弦。

按: 沉香适用于寒性的气机上逆。

7.9 消食药与舌象

消食药辨证使用要点为:a.消食药作为主药应用时,用量宜大,舌象宜见舌淡红,苔厚腻,脉象宜见实脉类;b.消食药作为佐使药使用时,用量宜小,舌脉象与主方相应。

7.9.1 山楂与舌象

舌象: 舌淡红,或紫,或有瘀斑瘀点,苔厚腻。典型舌象见图192。

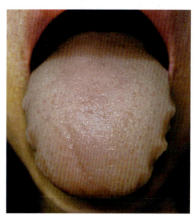

图191 舌淡胖嫩稍紫,苔白而少

症状和体征: 食滞不化,肉积不消,脘腹胀满,腹痛泄泻;产后瘀阻腹痛,恶露不尽。脉为实脉类。

按: 山楂主要有消食和活血化瘀的作用。作为消食药使用时,多见舌苔厚腻;作为活血化瘀药使用时,多见舌紫或有瘀斑瘀点。

7.9.2 神曲与舌象

舌象: 舌淡白或淡红,苔厚腻。典型舌象见图193。

症状和体征: 食积不化,脘腹胀满,不思饮食,肠鸣泄泻,脉为实脉类。

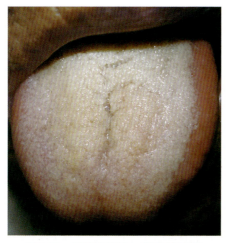

图192 舌淡红偏暗,苔淡黄厚腻

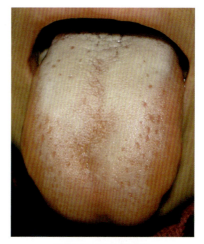

图193 白厚腻苔

7.9.3 麦芽与舌象

舌象： 舌淡红，苔厚腻。典型舌象参见"7.9.2 神曲与舌象"。

症状和体征： 食积不化，消化不良，不思饮食，脘闷腹胀，脉为实脉类。

7.9.4 莱菔子与舌象

舌象： 舌苔厚腻。典型舌象见图194。

症状和体征： 脘腹胀满，嗳腐吞酸，或腹痛泄泻，泻而不畅；痰涎壅盛，气喘咳嗽。脉滑。

按： 莱菔子具有消食、下气、化痰、通便作用，作用平和。作为下气、化痰、通便药使用时，宜炒用，宜大量，15～60g。当代物质生活水平提高，人们多食肥甘厚腻，所以莱菔子比以前更加常用。

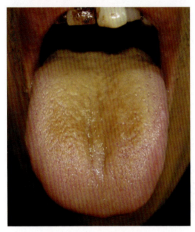

图194 苔灰黄厚腻

7.10 止血药与舌象

7.10.1 小蓟与舌象

舌象： 舌红。典型舌象见图195。

症状和体征： 血热妄行所致的咯血、衄血、吐血、尿血和崩漏。擅治尿血。脉数。

7.10.2 地榆与舌象

舌象： 舌红。典型舌象见图196。

症状和体征： 咯血，衄血，吐血，尿血，便血，痔血，崩漏；烫伤，湿疹，皮肤溃烂。脉象不拘。

7.10.3 仙鹤草与舌象

舌象： 无特征舌象。

症状和体征： 咯血，吐血，衄血，

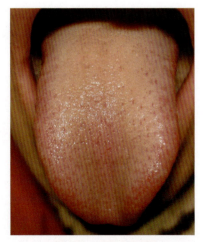

图195 舌红，苔黄

尿血，便血，崩漏；劳力过度所致的脱力劳伤，神疲乏力。脉象不拘。

按： 仙鹤草是性味平和、作用稳妥、副作用很小的止血药，用量宜大，10～60g。

7.10.4 三七与舌象

舌象： 舌淡紫，或有瘀斑瘀点。典型舌象见图197。

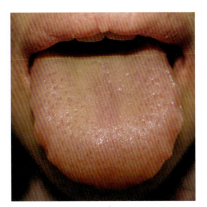
图196 舌尖红，苔黄腻

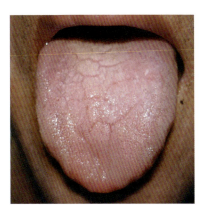
图197 舌淡紫，苔薄白润

症状和体征： 人体内外各种出血之证；跌打损伤，瘀滞肿痛。脉象不拘。

7.10.5 蒲黄与舌象

舌象： 舌紫，或有瘀斑瘀点。典型舌象见图198。
症状和体征： 咯血，衄血，吐血，尿血，便血，崩漏，创伤出血；心腹疼痛，产后瘀痛，痛经。脉象不拘。

按： 蒲黄是性味平和、作用稳妥的止血药，是难得的兼有活血作用的止血要药。用于止血时宜炒用，用于活血时宜生用。用量3～30g。

7.10.6 艾叶与舌象

舌象： 舌淡白，苔白润。典型舌象见图199。
症状和体征： 虚寒性的出血病证，对妇女崩漏下血尤为适宜；下焦虚寒，腹中冷痛，月经不调，经行腹痛。脉细或细涩。

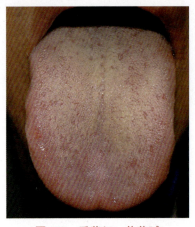
图198 舌紫红，苔黄腻

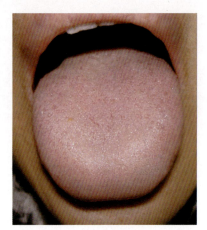
图199 舌淡暗，苔薄白

7.11 活血化瘀药与舌象

活血化瘀药的典型舌象为舌紫或青紫，或有瘀斑瘀点，或舌下络脉瘀紫、曲张，舌苔不拘。脉象不拘。

7.11.1 川芎与舌象

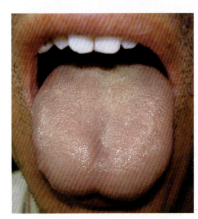
图200 舌淡紫，苔薄白

舌象：舌淡紫，或有瘀斑瘀点，苔薄白。典型舌象见图200。

症状和体征：月经不调，痛经，闭经，产后瘀阻腹痛，胁肋疼痛，肢体麻木，跌打损伤；头痛，风湿痹痛。脉细。

按：川芎是血中气药，气味辛窜，所以只能用于舌淡紫、脉细的病证。如果脉象大、舌苔厚腻，有气机上逆或痰湿上窜之象，必须慎用。川芎治疗头痛疗效甚好，但必须是寒证、气机下陷的瘀血证引起的头痛，此时药量宜大，10～30g。

7.11.2 延胡索与舌象

舌象：舌紫，或有瘀斑瘀点。典型舌象见图201。

症状和体征：肝经气血凝滞所致的胸胁、少腹疼痛，脉弦细。

按： 延胡索是一味作用平和的治疗肝经气滞血瘀痛证的要药，既可用于寒证，加入清热药后也可用于热证，药量6～30g。

7.11.3 郁金与舌象

舌象： 舌紫，或有瘀斑瘀点。典型舌象见图202。

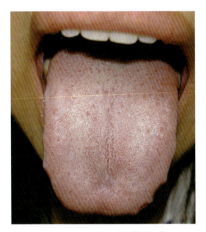
图201 舌紫，苔薄白腻

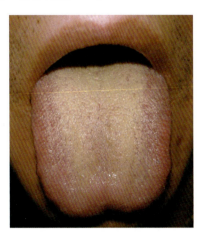
图202 舌紫红，苔黄腻

症状和体征： 肝气郁滞、血瘀内阻所致的胸腹胁肋胀痛，月经不调，痛经，癥瘕痞块；湿温病浊邪蒙蔽清窍，胸脘痞闷，神志不清，以及痰气壅阻、闭塞心窍所致的癫痫或癫狂。脉弦或弦细。

7.11.4 丹参与舌象

舌象： 舌紫，或有瘀斑、瘀点。典型舌象见图203。

症状和体征： 心腹、胃脘疼痛，肢体疼痛，疼痛以刺痛为特征；癥瘕积聚，月经不调，闭经，痛经等。脉象不拘。

按： 使用丹参的关键是舌质的瘀象。丹参作用平和，应用广泛，不易伤正，活血作用较好，但止痛作用不突出。用量5～60g。

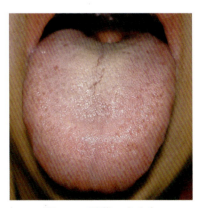
图203 舌紫，有瘀点

7.11.5 虎杖与舌象

舌象： 舌紫红，或有瘀斑瘀点。典型舌象见图204。

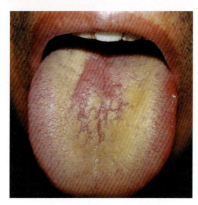

图204　舌紫红，苔黄腻

症状和体征： 经闭，风湿痹痛，跌打损伤；湿热黄疸，淋浊带下；水火烫伤，疮痈肿毒，毒蛇咬伤。脉滑数。

按： 虎杖是清热活血皆强的药物。

7.11.6　益母草与舌象

舌象： 舌紫，或胖大而紫，或有瘀斑瘀点，苔腻。典型舌象见图205。

症状和体征： 妇女血脉阻滞之月经不调，经行不畅，小腹胀痛，经闭，产后瘀阻腹痛，恶露不尽，跌打损伤，瘀血作痛；小便不利，水肿。脉象不拘。

按： 益母草是兼有利水作用的活血化瘀药。

7.11.7　牛膝与舌象

舌象： 舌紫，或有瘀斑瘀点。典型舌象见图206。

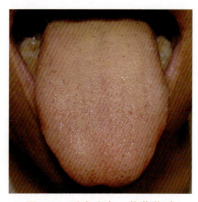

图205　舌尖瘀点，苔薄黄腻

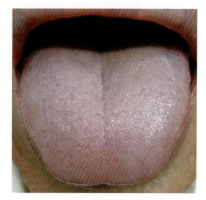

图206　舌淡紫，苔薄黄

症状和体征： 瘀血阻滞所致的月经不调，痛经，闭经，产后瘀阻腹痛，跌打伤痛；腰膝酸痛，下肢无力；尿血，小便不利，尿道涩痛。脉象不拘。

按： 牛膝有怀牛膝与川牛膝的区别，肝肾不足所致的腰膝酸软、左脉关尺虚者宜用怀牛膝；川牛膝则活血化瘀作用较好，适用于气机上逆的瘀血证。

7.12 化痰止咳平喘药与舌象

7.12.1 化痰药与舌象

7.12.1.1 半夏与舌象

舌象： 舌淡或淡红，苔白腻或滑。典型舌象见图207。

症状和体征： 痰多，痰色白而黏，咳嗽；胸脘痞闷，恶心或时有恶心感，甚至呕吐；梅核气，瘿瘤痰核；面色黄或灰暗。脉弦或弦滑。

按： 半夏是化痰要药，适用于各种有形或无形的痰证。用量6～50g。

7.12.1.2 天南星与舌象

舌象： 舌淡白或淡红，苔白厚腻。典型舌象见图208。

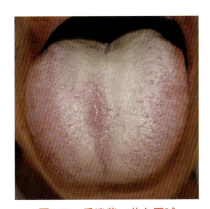
图207 舌淡紫，苔白厚腻

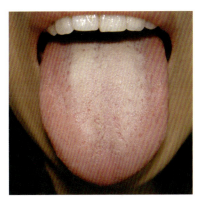
图208 舌淡红，苔白厚腻

症状和体征： 顽痰咳嗽，胸膈胀闷；风痰眩晕，中风痰壅，口眼㖞斜，痫病，破伤风。脉滑。

7.12.1.3 桔梗与舌象

舌象： 舌淡红，苔白腻。典型舌象见图209。

症状和体征： 咳嗽痰多，或咳嗽不爽，胸膈痞闷，咽痛音哑；肺痈胸痛，咳吐脓血，痰黄腥臭。脉象不拘。

7.12.1.4 旋覆花与舌象

舌象： 舌淡红，苔白腻或白滑。典型

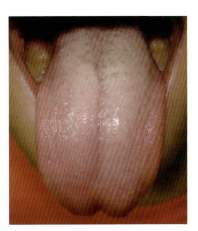
图209 舌淡红，苔薄白腻

舌象见图210。

症状和体征： 痰涎壅肺，咳喘痰多，以及痰饮蓄结、胸膈痞闷；噫气，呕吐。脉弦滑。

按： 旋覆花是具有较强降气作用的化痰药，煎煮时必须包煎。

7.12.1.5 瓜蒌与舌象

舌象： 舌红，苔黄腻。典型舌象见图211。

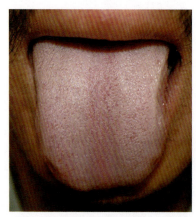

图210 苔白腻

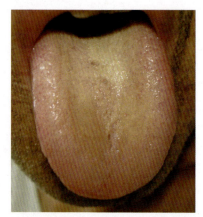

图211 舌红，苔黄腻

症状和体征： 肺热咳嗽，痰稠不易咳出；胸痹，结胸，胸膈痞闷或作痛。脉滑数。

按： 使用瓜蒌时，一定要询问患者大便情况，便溏泄泻者不宜用。瓜蒌皮和瓜蒌仁的作用相差甚大，瓜蒌皮偏于宽胸，瓜蒌仁偏于化痰通便。在化痰药中，瓜蒌长于迅速缓解胸闷症状，此时用量宜大，15～30g。

7.12.1.6 贝母与舌象

舌象： 川贝母证的舌象为舌淡红，苔白腻而稍干；浙贝母证的舌象为舌红，苔黄腻。典型川贝母舌象见图212，典型浙贝母舌象见图213。

症状和体征： 肺虚久咳，痰少咽燥，以及外感风热咳嗽，或痰火郁结，咳痰黄稠；瘰疬，疮痈肿毒，乳痈，肺痈。脉滑或滑数。

按： 川贝母的特点是润肺化痰，对于咳嗽中期痰稍有化燥者最为适宜。川贝母

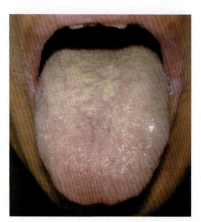

图212 舌淡紫，苔腐腻

价格比较贵,所以通常用散剂,用量1～3g;如果入汤剂,可用到3～30g。浙贝母价格适中,是抗肿瘤治疗中软坚散结的要药,尤其是对肺、甲状腺、乳腺肿瘤具有较好效果,用量10～100g。

7.12.1.7 竹茹与舌象

舌象: 舌淡红或红,苔黄腻或淡黄腻。典型舌象见图214。

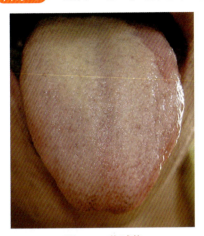
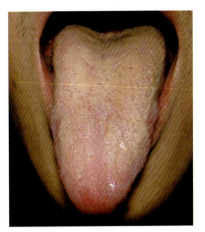

图213 黄腻苔　　　　图214 舌尖红,苔黄腻

症状和体征: 肺热咳嗽,咳痰黄稠;痰火内扰,心烦不安;胃热呕吐。脉滑数。

按: 竹茹药力微薄,但对痰热扰心犯胃的初起轻证,具有微妙的效果。

7.12.2 止咳平喘药与舌象

7.12.2.1 杏仁与舌象

舌象: 无特征舌象。

症状和体征: 咳嗽气喘,肠燥便秘。脉象不拘。

按: 杏仁有宣降肺气的作用,主要用于:a.咳喘早期;b.湿热病;c.阴血不足所致便秘。

7.12.2.2 紫菀与舌象

舌象: 无特征舌象。

症状和体征: 咳嗽气逆,咳痰不爽,以及肺虚久咳、痰中带血等多种类型的咳嗽。脉象不拘。

按: 紫菀的主要作用是止咳化痰,只可用于咳嗽的中晚期。

7.12.2.3 桑白皮与舌象

舌象: 舌红,苔薄黄或薄黄腻。典型舌象见图215。

症状和体征： 肺热咳喘，痰多；浮肿，小便不利。脉稍滑数。

按： 桑白皮的主要作用是降肺气、清肺热，用以治疗中晚期痰热较轻、余热未清的咳喘。

7.12.2.4 葶苈子与舌象

舌象： 舌淡红或红，苔厚腻。典型舌象见图216。

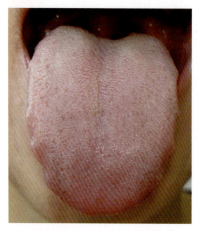

图215　舌尖红，苔薄黄腻

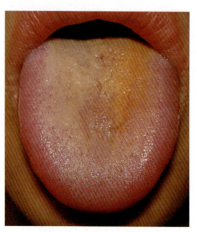

图216　舌红，苔黄腻

症状和体征： 痰涎壅滞，咳嗽喘促；水肿，小便不利。脉滑。

按： 葶苈子清热涤痰作用甚强，主要用于痰热咳喘和鼻涕太多（无论清涕还是浊涕皆可，尤其适用于过敏性鼻炎）。

7.12.2.5 枇杷叶与舌象

舌象： 无特征舌象。

症状和特征： 咳喘痰稠；胃热口渴，呕吐呃逆。脉象不拘。

按： 枇杷叶性味平和，有降肺胃之气的功效，用量为10～30g。

7.13　安神药与舌象

7.13.1　朱砂与舌象

舌象： 舌尖红或舌质红。典型舌象见图217。

症状和体征： 心火亢盛所致的心神不安，胸中烦热，惊悸不眠；疮疡肿毒，瘴

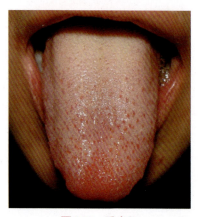

图217　舌尖红

疟。脉数。

按： 朱砂有较好的清热重镇安神作用，但有毒，故只能短期使用。

7.13.2 磁石与舌象

舌象： 无特征舌象。

症状和体征： 阴虚阳亢所致的烦躁不宁、心悸、失眠、头晕头痛及癫痫；肝肾阴虚所致的耳鸣、耳聋和目昏；肾不纳气所致的喘息。脉弦滑或浮弦滑，尤其是左脉浮。

按： 磁石有较好的平肝降气、重镇安神作用，可用于失眠症。和滋补肝肾的药物配合使用，可将滋补药引入下焦肝肾。在阴火证的治疗中，与升补脾气的药物配合使用，可避免这类药物动肝火、升肝阳的副作用。

7.13.3 酸枣仁与舌象

舌象： 舌质偏瘦，舌苔薄或少。典型舌象见图218。

症状和体征： 阴血亏虚所致的失眠、惊悸；体虚自汗、盗汗。脉细。

按： 酸枣仁有良好的滋阴养血安神作用，用量10～60g。只要辨证准确，用于阴血亏虚所致的失眠，且没有类似西药安眠药的副作用。

7.13.4 远志与舌象

舌象： 舌淡或淡红，苔腻。典型舌象见图219。

症状和体征： 心神不安，惊悸，失眠，健忘；痰阻心窍所致的精神错乱，神志恍惚，惊痫。脉滑。

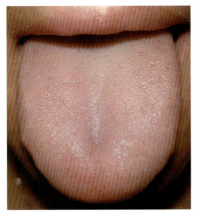

图218 舌尖红、质淡白稍暗，苔薄白

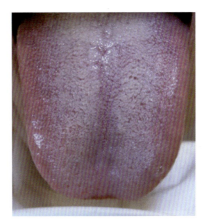

图219 舌淡红而紫，苔白腻

按： 远志有化痰安神的功效，适用于舌苔腻的痰扰所致的失眠症；远志可以化经络之痰而用于治疗痹症、肿毒，如治疗鹤膝风的四神煎里就用到远志，用量达90g。

7.13.5 合欢皮与舌象

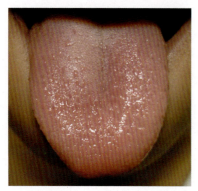

图220 舌淡白，苔少

舌象： 无明显特征。

症状和特征：情志所伤的忿怒忧郁，虚烦不安，健忘失眠。脉弦。

按： 合欢皮是能疏肝的安神药，用量10～50g。

7.13.6 首乌藤与舌象

舌象： 以舌苔少为宜。典型舌象见图220。

症状和特征：失眠，多汗，血虚肢体酸痛。左脉虚。

按： 首乌藤是兼有滋补肝肾作用的安神药，用量10～50g。

7.14 平肝息风药与舌象

7.14.1 羚羊角与舌象

舌象： 舌红或绛。典型舌象见图221。

症状和体征： 手足抽搐，头晕目眩；壮热神昏，谵语，躁狂；头痛，目赤。脉弦数。

7.14.2 石决明与舌象

舌象： 舌红或淡红。典型舌象见图222。

症状和体征： 肝阳上亢所致的头晕目眩；目赤肿痛，翳膜遮睛，视物昏糊。左脉浮弦。

按： 石决明用量10～60g。

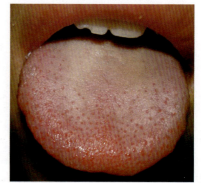

图221 舌质红，有红点

7.14.3　牡蛎与舌象

舌象： 舌红或淡红。典型舌象见图223。

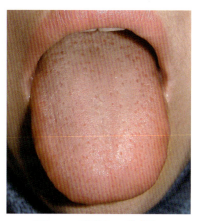
图222　舌稍红，苔薄白

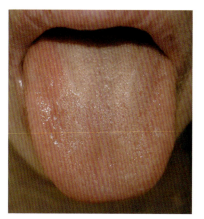
图223　舌淡红

症状和体征： 阴虚阳亢所致的烦躁不安，心悸失眠，头晕目眩，耳鸣；痰火郁结之瘰疬、痰核；虚汗、遗精，带下，崩漏。脉浮弦。

按： 牡蛎是价格最便宜的重镇药，用量10～100g。

7.14.4　钩藤与舌象

舌象： 舌质太淡不宜用。

症状和体征： 惊痫抽搐；肝经有热之头胀头痛；肝阳上亢之头晕目眩。脉弦，左脉带浮。

7.14.5　天麻与舌象

舌象： 舌质太淡不宜用。

症状和体征： 肝风内动所致的惊痫抽搐；肝阳上亢所致的头痛、眩晕。脉弦，左脉带浮。

按： 天麻是平肝治头晕的要药，用量10～30g。

7.14.6　刺蒺藜与舌象

舌象： 无特征舌象。

症状和体征： 肝阳上亢所致的头痛、眩晕；肝气郁结所致的胸胁不舒、乳闭不通；风疹瘙痒；风热所致的目赤多泪。脉弦。

按： 白蒺藜治疗耳目的风证较佳。

7.14.7 全蝎与舌象

舌象： 舌紫，或有瘀斑瘀点。典型舌象见图224。

症状和体征： 急慢惊风、中风面瘫、破伤风等痉挛抽搐之证；顽固性偏正头痛，风湿痹痛；疮疡肿毒，瘰疬结核。脉弦。

按： 全蝎是治疗瘀血头痛的要药，煎剂药量6～15g。

7.14.8 僵蚕与舌象

舌象： 舌淡红或红。典型舌象见图225。

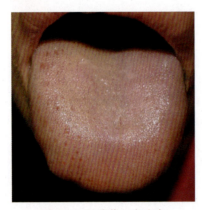
图224 舌淡紫、有瘀点

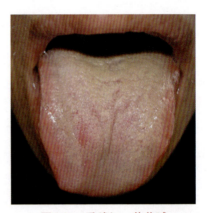
图225 舌稍红，苔黄腻

症状和体征： 肝风内动与痰热壅盛所致的抽搐惊痫；风热与肝热所致的头痛目赤、咽喉肿痛、风虫牙痛；瘰疬痰核，疔肿丹毒。脉浮弦。

按： 僵蚕主要用于治疗头面部器官肿痛、拘挛、肿块。

7.15 开窍药与舌象

7.15.1 石菖蒲与舌象

舌象： 舌淡白或淡红，苔腻。典型舌象见图226。

症状和体征： 湿浊蒙蔽清窍所致之神志昏乱，并可用于健忘耳鸣；胸腹胀闷，

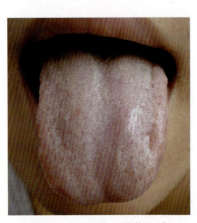
图226 舌淡紫，苔薄白腻

湿滞气塞，或疼痛。脉濡缓。

7.16 补虚药与舌象

7.16.1 补气药与舌象

补气药的典型舌象是舌淡苔白，同时可见疲乏无力、少气懒言、脉虚等症。

7.16.1.1 人参与舌象

舌象： 舌淡或淡嫩，苔薄白或薄少。典型舌象见图227。

症状和体征： 倦怠无力，精神委靡；上腹痞满，食欲缺乏，呕吐腹泻；呼吸短促，动则气喘，自汗；口渴；心神不安，失眠多梦，惊悸健忘。脉象为虚脉类。

按： 人参的使用关键是右关脉的虚象，因为补气均由补脾气开始。近来人参质量参差不齐，急救时一定要选用质量上乘的人参。

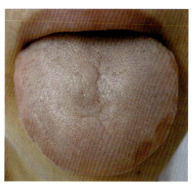

图227 舌淡胖嫩紫、边有齿痕，苔薄白

7.16.1.2 西洋参与舌象

舌象： 舌淡红或红，苔少而燥。典型舌象见图228。

症状和体征： 疲乏无力，心悸，烦倦口渴。脉象为虚脉类。

按： 目前西洋参质量参差不齐，急救时宜选用野生西洋参。

7.16.1.3 党参与舌象

舌象： 舌淡白或淡红，苔少。典型舌象见图229。

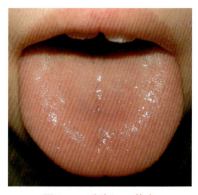

图228 舌淡红，苔少

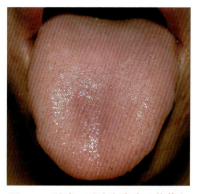

图229 舌淡，舌边有齿痕，苔薄白

症状和体征： 食少便溏，四肢倦怠，疲乏无力，气短喘息，言语无力，声音低微；热病伤津，口渴；血虚萎黄，头晕心慌。脉象为虚脉类。

按： 由于人参、西洋参的质量参差不齐、价格高昂，党参是目前补气药的主选药物。

7.16.1.4 黄芪与舌象

舌象： 舌淡或淡红，苔少。典型舌象见图230。

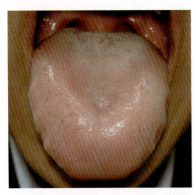

图230 舌淡嫩、边有齿痕，苔薄白润

症状和体征： 食少便溏，气短乏力，内脏下垂；自汗，盗汗，恶风，肢体麻木；浮肿，小便不利，身体重；痈疽不溃或溃久不敛。脉象为虚脉类，右关沉。

按： 黄芪是补气兼有升提气机的要药，其用量3～250g。大剂量使用具有免疫调节作用。

7.16.1.5 白术与舌象

舌象： 舌淡嫩或淡胖，苔薄或少，白润。典型舌象见图231。

症状和体征： 食少便溏，脘腹胀满，倦怠无力；痰饮水肿；带下；腰痛；胎动不安。脉象为虚脉类。

按： 白术是健脾祛湿的要药，与党参、黄芪相比，补气作用甚弱。白术炒用与生用差异甚大，燥湿利水、通便宜生用，补气健脾、止泻宜炒用或炒焦用。白术是健脾通便的要药，专用于脾虚大肠不运引起的便难，对于大便干结、舌苔少而略干的脾虚便秘，可用大量生白术；对于便难而便质溏软、舌苔薄少而白润者，则用大剂量炒白术。用量10～60g。

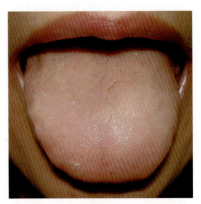

图231 舌淡嫩稍胖，舌边有齿痕，苔白润而少

7.16.1.6 山药与舌象

舌象： 舌淡红或淡，舌苔薄或少，略干。典型舌象见图232。

症状和体征： 脾虚气弱，食少便溏，泄泻；肺虚咳喘；肾虚遗精，尿频，妇女白带过多。脉象为虚脉类。

按： 山药偏滋腻，苔腻者不能用。鲜山药最适宜舌苔少的糖尿病患者作为主食。

7.16.1.7 甘草与舌象

舌象： 舌苔厚腻者不宜用。

症状和体征： 脾胃虚弱，中气不足，气短乏力，食少便溏；咳嗽气喘；痈疽疮毒，食物或药物中毒；脘腹或四肢挛急作痛。脉象不拘。

按： 甘草在应用时有作为主药和佐使药的区别。作为主药使用时，大剂量的炙甘草用于心气虚所致的心悸；大剂量的生甘草用于药物或食物中毒。作为佐使药使用时，主要用于调和诸药，使用剂量宜小。用量3～30g。

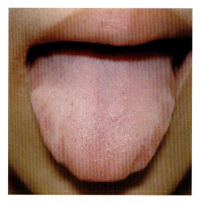

图232　舌淡白、嫩，舌边有齿痕，苔薄白而少，舌面少津

7.16.1.8 大枣与舌象

舌象： 舌质淡或淡红，苔薄或少。典型舌象参见"7.16.1.3党参与舌象"。

症状和体征： 中气不足，脾胃虚弱，体倦乏力，食少便溏；血虚萎黄，妇女脏躁。脉象为虚脉类。

按： 大枣通常与生姜、炙甘草配伍，可起到调和药物和养胃气的作用。大枣可以作为补气的保健食品使用。大剂量的大枣可用于脾虚所致的便难。

7.16.2　补阳药与舌象

补阳药适用于虚寒病证，典型舌象多为舌淡白或淡嫩，苔薄或少、白润；典型的脉象为沉、虚、弱，尤其是尺脉。

7.16.2.1　鹿茸与舌象

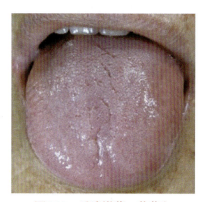

图233　舌淡嫩紫，苔薄白

舌象： 舌淡嫩或淡紫，苔薄白。典型舌象见图233。

症状和体征： 畏寒肢冷，阳痿早泄，宫冷不孕，小便频数，腰膝酸软，头晕耳鸣，精神疲乏；筋骨无力，小儿发育不良，骨软行迟，囟门不合。脉沉细无力，双尺尤甚。

按： 鹿茸以补肾精为主，温阳为辅；而附子以温阳为主。

7.16.2.2　肉苁蓉与舌象

舌象： 舌淡白或淡嫩，苔薄白或少、略干。典型舌象见图234。

症状和体征： 阳痿，不孕，腰膝冷痛，筋骨无力；肠燥津枯之大便秘结。脉弱。

7.16.2.3 仙茅与舌象

舌象： 舌淡白或淡嫩，苔白或白腻。典型舌象见图235。

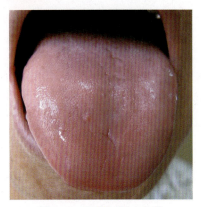

图234 舌淡红嫩，少苔

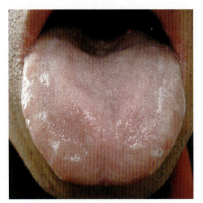

图235 舌淡暗

症状和体征： 阳痿精冷，小便不禁，心腹冷痛，腰膝冷痹，脉沉细或弱。

按： 仙茅有温补脾肾、行气化湿的作用，特别适用于脾肾阳虚兼有寒湿的病证。

7.16.2.4 淫羊藿与舌象

舌象： 舌淡白或淡嫩，苔薄白或厚腻。典型舌象见图236。

症状和体征： 阳痿，尿频，腰膝无力；风寒湿痹或肢体麻木。脉沉细或弱。

按： 淫羊藿除了有较为平和的温补肾阳作用外，还有一定的祛湿作用，所以最适用于肾阳虚兼有寒湿的患者。

7.16.2.5 杜仲与舌象

舌象： 舌淡或淡红。典型舌象见图237。

症状和体征： 肝肾不足，腰膝酸痛，痿软无力；胎动不安，习惯性堕胎。以尺脉虚为特征。

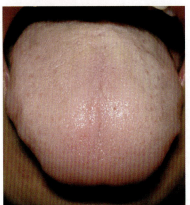

图236 舌淡嫩偏暗，苔薄白

按： 杜仲是药性平和的补肝肾、强

筋骨的要药，特点是药性稍温，对肝肾不足所致的腰、膝、踝关节酸软，效果稳妥。

7.16.2.6 补骨脂与舌象

舌象： 舌淡白或淡嫩。典型舌象见图238。

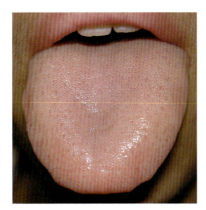
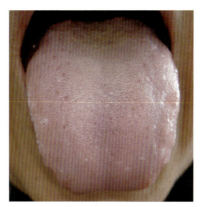

图237 舌淡嫩胖紫，苔薄白　　图238 舌淡嫩、偏暗，苔薄白

症状和体征： 阳痿，滑精，遗尿，尿频，腰膝冷痛；脾肾阳虚之泄泻。以尺脉虚为特征。

按： 补骨脂最常用于肾虚引起的牙质不良、牙齿过早松脱、牙痛、牙龈痛、足跟疼痛、下肢痿软无力等症，药性偏温而平和，对症用药极少有副作用。药量5～30g。

7.16.2.7 益智仁与舌象

舌象： 舌淡白，苔白润。典型舌象见图239。

症状和体征： 腹痛吐泻，食少多唾，遗精，遗尿，尿有余沥，夜尿增多。以尺脉虚为特征。

按： 益智有非常好的温补脾肾之阳的功能，使脾肾的运化和气化功能恢复正常，从而达到摄唾缩尿的作用，对脾阳虚水湿不运导致的唾液过多而清稀、肾阳虚气化不利导致的遗尿、夜尿增多、遗精、滑精有较好疗效。

7.16.2.8 菟丝子与舌象

舌象： 舌淡白或淡紫。典型舌象见图240。

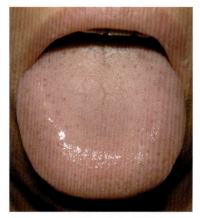

图239 舌淡紫、胖嫩，苔薄白水滑

症状和体征： 腰膝酸痛，阳痿，滑精，小便频数，白带过多；目暗不明；脾虚便溏或泄泻。尺脉弱。

按： 菟丝子温补肾阳，稍有燥热，所以药量不宜太大，以3～15g为宜。

7.16.2.9 沙苑子与舌象

舌象： 舌淡或淡红，苔薄或少，但不腻。典型舌象见图241。

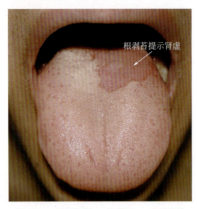

图240 舌淡嫩，苔薄白，根剥苔

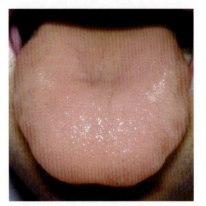

图241 舌淡嫩、边有齿痕，苔薄白润

症状和体征： 肾虚腰痛，阳痿遗精，遗尿，尿频，白带过多；目暗不明，头昏目花。左脉虚。

按： 沙苑子除了温补肾阳外，还有养肝作用，所以对于肝肾不足所致的视力下降有较好的作用，适宜于中老年人视力衰退的防治。

7.16.3 补血药与舌象

补血药的典型舌象为舌淡白或淡紫，苔薄白或少而略干，典型脉象为细虚，同时可见面色萎黄，口唇和指甲苍白，头晕眼花，心悸心慌，妇女月经后期，量少，色淡，甚则闭经等症。

7.16.3.1 当归与舌象

舌象： 舌淡或淡紫，苔薄白稍干。典型舌象见图242。

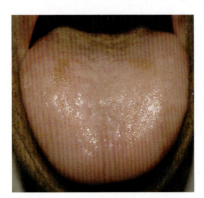

图242 舌淡暗，苔薄白而少

症状和体征： 面色淡白或萎黄，眼睑、口唇、爪甲颜色淡白；头晕，或眼花、两目干涩；心悸，多梦，健忘；妇女月经量少、色淡、延期或闭经。脉细、弱、虚。

按： 使用当归时，最适于大便干涩者，便溏者应慎用。

7.16.3.2 熟地黄与舌象

舌象： 舌淡、淡红或淡紫，苔薄白或苔少而干，但不可厚腻。典型舌象见图243。

症状和体征： 面色萎黄，头晕眼花，心悸，失眠，月经不调，崩漏；腰膝酸软，耳鸣，耳聋，须发早白，潮热，盗汗，遗精，消渴。脉细、缓、虚。

按： 熟地黄滋补肾阴的作用强大，但滋腻之性也较强，舌苔厚腻者应忌用，所以在湿气重的地区使用机会较少。

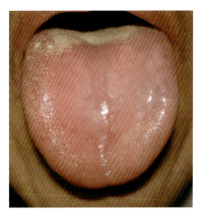

图243　舌淡紫，舌面大部分无苔

7.16.3.3 白芍与舌象

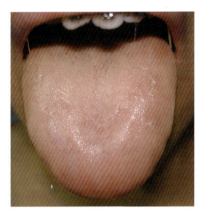

图244　舌淡嫩胖偏暗，苔薄白而干

舌象： 舌红或淡红，苔薄白而干。典型舌象见图244。

症状和体征： 胁肋脘腹疼痛，四肢拘挛作痛；月经不调，经行腹痛，崩漏；肝阳上亢之头痛、眩晕；自汗，盗汗。脉弦或浮弦。

按： 白芍是柔肝药的不二之选，用药的关键在于脉弦或浮弦。根据脉弦的程度，决定其药量，在缓急止痛、柔肝方面最大可用到250g。白芍大剂量使用时，可能导致腹泻、腹胀，一般辅以陈皮、茯苓可解。

7.16.3.4 阿胶与舌象

舌象： 舌淡或淡红，苔薄白或苔少而略干，但不可厚腻。典型舌象见图245。

症状和体征： 血虚眩晕，心悸；吐血，衄血，便血，崩漏；阴虚心烦，失眠；虚劳喘咳，阴虚燥咳。脉细或弱。

按： 阿胶有较好的养血滋阴作用，但较为滋腻，所以舌苔厚腻者忌用。

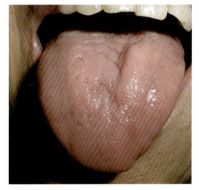

图245　舌淡暗，无苔

7.16.4 补阴药与舌象

补阴药的典型舌象为舌红、绛或淡红，苔少或无苔，舌面干燥，典型脉象为细数或细。

7.16.4.1 沙参与舌象

舌象： 舌红或淡红，苔少或无苔，舌面少津。典型舌象见图246。

症状和体征： 口渴，咽干，鼻燥，口唇干燥，皮肤干燥；咳嗽无痰或少痰。脉细或细数。

按： 在补阴药中，沙参以养肺阴见长。

7.16.4.2 麦冬与舌象

舌象： 舌红或淡红，苔少或无苔。典型舌象见图247。

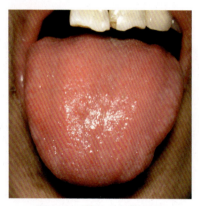

图246 舌红，少苔而干

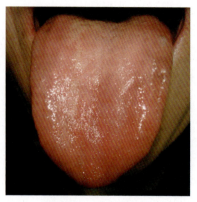

图247 舌红，苔少

症状和体征： 燥咳痰黏，劳嗽咯血；胃阴不足，舌干口渴；心烦失眠。脉细或细数。

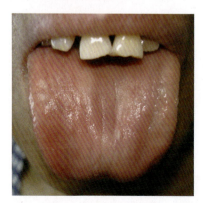

图248 舌淡暗，无苔

按： 在补阴药中，麦冬养心除烦的作用突出，所以常用于失眠、心律失常的治疗。

7.16.4.3 枸杞子与舌象

舌象： 舌淡白或淡红，苔薄白或苔少。典型舌象见图248。

症状和体征： 肝肾阴虚，头晕目眩，视力减退，腰膝酸软，遗精，消渴，阴虚劳嗽，左脉虚细。

按： 枸杞子养肝肾的作用较好，对于头面五官功能衰退有较好的疗效。

7.16.4.4 龟甲与舌象

舌象： 舌红，苔少或无苔，舌面干燥。典型舌象见图249。

症状和体征： 阴虚阳亢或热病伤阴之虚风内动，阴虚发热；肾虚之腰脚痿弱，筋骨不健，小儿囟门不合；心虚惊悸，失眠，健忘。脉细数，或浮弦。

按： 在补阴药中，龟甲以潜阳见长，并有壮筋骨的作用。

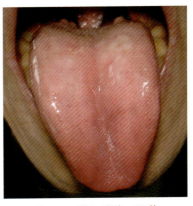

图249　舌红稍暗，无苔

7.16.4.5 鳖甲与舌象

舌象： 舌红或淡红。典型舌象见图250。

症状和体征： 热病伤阴，虚风内动，阴虚发热；久疟，疟母，经闭，癥瘕。脉象不拘。

按： 鳖甲滋阴潜阳和软坚散结的作用都比较突出，而且不滋腻，使用时主要依据病症而不依据舌脉之象。

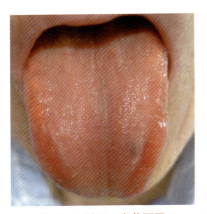

图250　舌红，少苔而干

7.17　收涩药与舌象

收涩药主要根据病症的需要用药，归类依据是药物的收涩作用，所以药物之间性味差异大，临证时要注意每一味具体药物性味与舌脉的关系。

7.17.1 五味子与舌象

舌象： 舌淡或淡红，苔少而干。典型舌象见图251。

症状和体征： 久咳虚喘；津伤口渴，自汗，盗汗；遗精，滑精，久泻不止；心悸，失眠，多梦。脉象不拘。

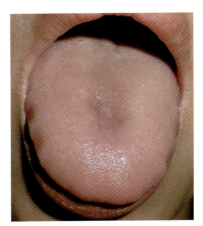

图251　舌淡嫩稍暗，苔少

按： 五味子是使用范围最为广泛的收涩药，有一定的补益作用。用量2~15g。

7.17.2 肉豆蔻与舌象

舌象： 舌淡白，苔白润或白腻。典型舌象见图252。

症状和体征： 久泻不止；虚寒气滞，脘腹胀痛，食少呕吐。脉象不拘。

按： 肉豆蔻对脾肾阳虚所致的泄泻、脘腹胀痛有较好的疗效。

7.17.3 莲子与舌象

舌象： 舌淡或淡红，苔薄白或少。典型舌象见图253。

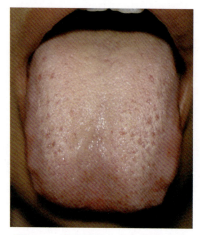

图252 舌淡嫩紫、边有齿痕，苔白厚腻

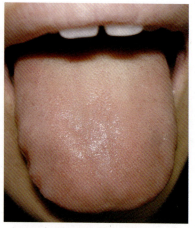

图253 舌淡紫，舌边有齿痕，苔薄而少

症状和体征： 脾虚久泻，食欲缺乏；肾虚遗精，滑精；虚烦，惊悸失眠。脉虚。

7.17.4 芡实与舌象

舌象： 舌淡或淡红，苔白润或白腻。典型舌象参见"7.17.3莲子与舌象"。

症状和体征： 脾虚泄泻，日久不止；肾虚遗精，小便不禁，白带过多。脉虚。

按： 芡实对脾肾亏虚所致的带下过多、遗精、泄泻均有较好的效果，药量需大，10~30g。

7.17.5 山茱萸与舌象

舌象： 舌淡嫩，苔薄白或苔少。典型舌象见图254。

症状和体征： 肝肾亏虚之头晕目眩，腰膝酸软，阳痿；遗精滑精，小便不禁，虚汗不止。脉弱、虚、细，或浮而虚。

按： 山茱萸有较好的补益肝肾、收敛固涩作用，用于一般的补肾，用量3～12g即可；用于固脱，则用量需大，可达30～200g。

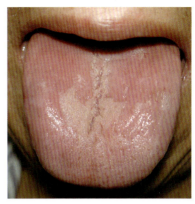

图254 舌淡紫，苔花剥

7.17.6 桑螵蛸与舌象

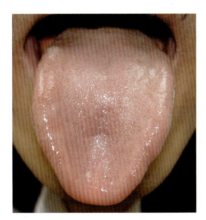

图255 舌淡白，苔薄白润

舌象： 舌淡嫩，苔白润。典型舌象见图255。

症状和体征： 肾虚阳衰引起的遗尿，尿频，遗精，滑精，白带过多。脉象以尺脉虚为特征。

按： 桑螵蛸对于肾气不固所致的遗尿、尿频、遗精、滑精、白带过多具有非常好的疗效，但药量需大，10～30g。

8 方剂与舌象

方证，是应用方剂的指征与证据，包括症状、体征。舌象是方证的重要组成部分，研究方证的舌象特征，对于正确使用方剂意义重大。

早在《伤寒论》和《金匮要略》中就有辨舌用药的记载，如《伤寒论》230条曰："阳明病，胁下硬满，不大便而呕，舌上白苔者，可与小柴胡汤。"221条曰："阳明病，脉浮而紧，咽燥口苦……心中懊恼，舌上胎者，栀子豉汤主之。"此后《敖氏伤寒金镜录》总结了36舌图，几乎每舌皆列出主治方药。如"第十九·白苔边黄舌：舌中见白苔，外则微黄者，必作泄，宜服解毒汤，恶寒者，五苓散。""第二十五·中黄边白舌：舌见四围白而中黄者，必作烦渴呕吐之症，兼有表者，五苓散、益元散兼服，须待黄尽，方可下也。""第二十六·黄苔黑点舌：舌见黄色而有黑点者，邪遍六腑，将入五脏也。服调胃承气汤下之，次进和解散，十救四五也。""第三十二·边红黑心舌：舌见外淡红心淡黑者，如恶风，表未罢，用双解散加解毒汤相半，微汗之，汗罢即下。"至《舌鉴辨正》已扩充至149舌，几乎每舌都列有治法与方药，不但在治法上有所发展，而且也多结合症状予以辨证用药。如"第六·白苔黄边舌，如刮之净者，无病人也，刮不脱或不净者，是脾胃真热假寒，心肝肺膀胱为阳火逼迫，而移热于大肠也。其为病多咳痛，心胸热，小便涩，大便或结或泄热，或泻红白痢不等……大便结或泄者，宜调胃承气汤；红白痢者，宜芩连治痢汤。旧说拘于中白为寒证误也。""第五十三·黄苔黑点舌，脏腑全热也，不论何病，均宜白虎汤（去粳米）与大承气汤间服不次急投，俟黑点退净者愈，若旧说投调胃承气后即进和解散，恐十难救一也。"清·石芾南《医原·温热辨舌心法》："舌苔白而底绛，湿遏热伏也，须防变干，宜辛淡轻清泄湿透热，如三仁汤以蔻皮易蔻仁，稍佐滑石、淡竹叶、芦根之类以清化之。"清代温病学派，将辨舌用药的经验结合到卫气营血辨证和三焦辨证中去，这是很大的进步。如吴鞠通在《温病条辨》中焦篇第33条指出，"阳明温病，下后脉静身不热，舌上津回，十数日不大便，可与益胃、增液辈，断不可再与承气汤。下后舌苔未退净，微渴微热，面微赤，脉微数，日浅者亦与增液辈，日深而舌微干者，属下焦，用复脉法，勿轻与承气。"如此结合辨证，依据舌象用药用方之法，必然要准确得多。陈泽霖教授根据前人的经验，再结合自己的临床积累，总结出很多辨舌用药的规律[1]，如黄苔病人，一般多见于炎症感染，中医辨证多属内有郁热或火郁，大多可用黄连解毒汤加减治疗；黑苔焦干起裂，多见于长期感染发热病人，可用黄连解毒汤合五味消毒饮，重者可用清瘟败毒饮；舌质淡白者，大多可用益气温阳法，常用十全大补汤加减治疗；地图舌多见于过敏体质的小儿，常伴有湿疹、哮喘……用河车大造丸给过敏小儿长服，常可使其哮喘少发或痊愈，同时地图舌也消失。虽然上述这种单凭舌象立法处方的做法，未免失之全面，应该提倡四诊合参、辨证论治，但是这些辨舌用药的经验，还是很有参考价值的。

笔者认为，舌象对于正确使用方剂有非常重要的指导作用，尤其是清热类方剂、温阳类方剂、祛湿类方剂、化痰类方剂、活血化瘀类方剂等。例如，舌红苔黄燥，是使用白虎汤的重要指征；舌淡白或淡嫩，苔白润，是使用四逆汤、理中汤的重要指征；舌红苔黄腻，是使用甘露消毒丹的重要指征；白腻苔或白厚腻苔是使用平胃散、二陈汤的重要指征；舌紫，或有瘀斑瘀点，或舌下络脉瘀紫，是使用桂枝茯苓丸、血府逐瘀汤的重要指征。有时候，舌象甚至是使用方剂的决定性指征。何宽其曾治疗一例"干咳2个月"的患者[2]，前医据"干咳"诊为燥邪犯肺、肺津亏损，予以沙参麦冬汤、玄麦甘桔汤及川贝枇杷糖浆等治疗无效，何宽其据"舌紫苔厚腻黄白相兼"诊为湿热蕴肺、瘀血内阻，予以千金苇茎汤合三拗汤加味治疗而获效。南京中医药大学孟景春教授曾治疗一例"口渴3个月多"的患者[3]，前医给予养阴生津剂,2周未效，继而改用消火养阴药，仍未效，孟老据"舌苔白腻，脉濡，全身常感乏力，大便偏溏"辨为湿困脾虚证，投以芳燥化湿、理脾升清的方药而获愈。

8.1. 解表剂与舌象

8.1.1 麻黄汤与舌象

组方： 麻黄、桂枝、杏仁、炙甘草。
舌象： 舌淡白或淡红，苔薄白润。典型舌象见图256。
症状和体征： a. 恶寒重，发热轻，头身疼痛；b. 无汗而喘；c.脉浮或浮紧。

---

[1] 戴豪良主编，舌诊研究与临床应用．上海：上海科学技术出版社；2006:298-299.
[2] 何宽其．类燥证探讨．中医杂志, 2009, 50(6):570.
[3] 孟景春编著．孟景春临床经验集．长沙：湖南科学技术出版社，2007:63-64.

按： 麻黄汤证，由于病程短，舌象变化常不明显，诊断主要依靠症状。外感病初期，咽部望诊非常重要。麻黄汤证的咽部通常不会红肿、扁桃体也不肿大。另外，根据临床观察，咽痒也常见于麻黄汤证。

8.1.2 桂枝汤与舌象

组方： 桂枝、芍药、炙甘草、生姜、大枣。

舌象： 舌淡白或淡紫，苔薄白。典型舌象见图257。

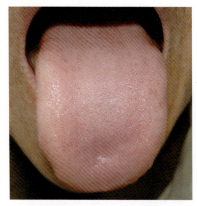
图256 舌淡，薄白苔

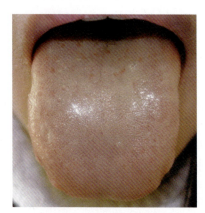
图257 舌淡紫，苔薄白润

症状和体征： a.自汗，恶风，发热或自觉热感；b.上冲感，动悸感，肌肉拘急疼痛；c.脉浮缓无力。

按： 舌象对桂枝汤证的诊断意义较大。桂枝汤证的患者身体通常较为虚弱。

8.1.3 银翘散与舌象

组方： 连翘、银花、苦桔梗、薄荷、竹叶、生甘草、荆芥穗、淡豆豉、牛蒡子、鲜芦根。

舌象： 舌尖红，苔薄白或薄黄稍干。典型舌象见图258。

症状和体征： a.发热无汗，或有汗不畅，微恶风寒；b.头痛口渴，咽喉红肿疼痛，咳嗽；c.脉浮数。

按： 舌尖红、苔薄黄是典型的银翘散证舌象，一旦出现，对银翘散证的诊断价

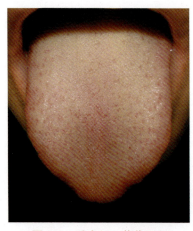
图258 舌尖红，苔黄而干

值很大。但是根据笔者的临床观察，银翘散证的咽部望诊表现往往比舌象出现得更早，而且更敏感。银翘散证的咽部望诊常表现为咽部红肿，或扁桃体肿大（小儿常见）。咽痛也是银翘散证常见的症状，这与麻黄汤证的咽痒相对，是一个重要的鉴别点。发热，微恶风寒，根据临床实际，并非使用银翘散的绝对指标，所以只是一个或见症。笔者体会到，兼有气郁化火的银翘散证者，更适合使用升降散（大黄、姜黄、蝉蜕、白僵蚕），尤其是兼有便秘者，疗效甚好。

8.2 泻下剂与舌象

8.2.1 大承气汤与舌象

组方： 大黄、枳实、厚朴、芒硝。

舌象： 舌质红而苍老，苔黄燥起刺，或焦黑燥裂。典型舌象参见"4.2.2 阳明腑证与舌象"、"7.3.1.1 大黄与舌象"。

症状和体征： a. 阳明腑实证。大便不通，频转矢气，脘腹痞满，腹痛拒按，按之硬，甚或潮热谵语，手足漐然汗出。b. 热结旁流。下利清水，色纯青，脐腹疼痛，按之坚硬有块。c. 里热实证之热厥、痉病或发狂等。d. 脉滑实或沉实。

按： 舌象对大承气汤证的诊断作用较大。便秘不是使用承气类方的绝对指标，吴又可在《瘟疫论·注意逐邪勿拘结粪》中说"殊不知承气本为逐邪而设，非专为结粪而设也。"

8.2.2 大黄附子汤与舌象

组方： 大黄、附子、细辛。

舌象： 舌淡白，苔白厚。典型舌象见图259。

症状和体征： 腹痛便秘，胁下偏痛，发热，手足厥逆，脉实。

按： 大黄附子汤证的病机是寒、积，舌象对本方证的诊断非常重要。临床上有阳气虚弱，大肠温运无力引起的便秘，表现为舌淡少苔，治疗应用温阳润肠的济川煎。

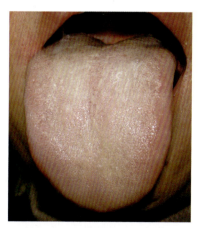

图259　舌淡白而暗，苔白厚腻

8.3 和解剂与舌象

8.3.1 小柴胡汤与舌象

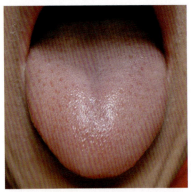

图260 淡红舌,薄白苔、中部少苔

组方: 柴胡、黄芩、半夏、生姜、人参、炙甘草、大枣。

舌象: 舌淡红,苔薄白,或苔少。典型舌象见图260。

症状和体征: a.胸胁苦满或上腹部疼痛,或胆囊部明显压痛;b.发热或低热持续,呈寒热往来;c.心烦喜呕,或呕吐,口苦,默默不欲饮食;d.脉弦。

按: 小柴胡汤证的舌象,笔者认为与正常舌象相近,或略偏于脾虚,即舌淡红,苔少。症状、体征和脉象,在小柴胡汤证的诊断中,比舌象更重要。临床使用柴胡和柴胡类方的主要指征有:胆经循行部位——侧头部、肩颈部、胸胁部、腰胯、少腹部、腹股沟、下肢外侧等部位出现胀闷、疼痛、牵掣感、感觉异常、肿块、结核等;情绪波动大,常感郁闷,情绪低落;脉弦细,或沉弦细。小柴胡汤临床应用极为广泛,可以参阅相关书籍。

8.3.2 蒿芩清胆汤与舌象

组方: 青蒿、淡竹茹、仙半夏、赤茯苓、黄芩、生枳壳、陈广皮、碧玉散(滑石、甘草、青黛)。

舌象: 舌淡红,或尖红,或舌红,苔白腻或黄腻而厚。典型舌象见图261。

症状和体征: a.发热,或潮热;b.口苦,胸闷,胸胁胀痛,胃脘痞胀,食欲缺乏,恶心欲吐;c.脉滑数或弦数。

按: 蒿芩清胆汤是治疗一切外感和内伤病中湿热内蕴所致发热的主方,舌象对本方证的诊断非常重要。一般临床见到"发热或潮热,舌淡红或红或舌尖红,苔黄腻或淡黄腻",即可放心大胆地使用蒿芩清胆汤。

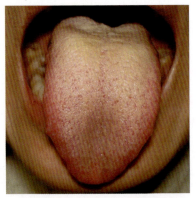

图261 舌紫红,苔黄腻

8.3.3 逍遥散与舌象

组方：柴胡、芍药、当归、白术、茯苓、甘草、薄荷、煨姜。

舌象：舌淡红或舌淡，苔薄白或少而润。典型舌象见图262。

症状和体征：a.胸胁苦满或胸胁痛，腹痛、腹胀、食欲缺乏；b.女性月经痛，经前乳房和小腹胀满或头痛，或月经周期先后无定期；c.寒热往来，四肢末端厥逆，或浮肿；d.脉弦细或弦而虚。

按：逍遥散证是脾虚肝郁证，因为脾虚，所以舌苔少，右关脉虚，因为肝郁，故左关脉弦。

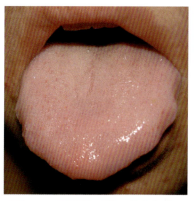

图262　舌淡白、嫩、边有齿痕，苔薄白而润

8.3.4 半夏泻心汤与舌象

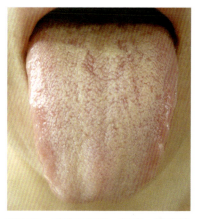

图263　舌淡白而嫩、偏暗，苔黄腻

组方：黄连、黄芩、半夏、干姜、人参、甘草、大枣。

舌象：舌淡白或淡红，苔黄腻或黄白相兼，薄或稍厚。典型舌象见图263。

症状和体征：a.上腹部满闷不适，有轻度胀痛，但按之无抵抗感，可伴有恶心、呕吐、腹泻或便秘、肠鸣等胃肠道症状；b.烦躁、内热感、失眠、多梦；c.脉弦数。

按：半夏泻心汤在胃肠疾病的治疗中有非常重要的作用。半夏泻心汤证主要表现为"呕"、"痞"、"利"，其中"痞"是最重要的。"痞"指胃脘痞满、胀满或胀痛；"呕"指恶心、呕吐、嗳气、泛酸或呃逆；"利"指腹泻、肠鸣或便秘。从病机上解释半夏泻心汤证，一般用寒热错杂或辛开苦降的理论，实质上是内伤病中一个气滞严重的中焦湿热证。舌象在判断半夏泻心汤证的寒热偏盛时有重要作用，观察两者的消长，对正确掌握半夏泻心汤中芩连、姜夏两个方根的剂量比例，具有重要作用。运用半夏泻心汤的关键是把握好健脾（人参/大枣/甘草）、苦降（黄连/黄芩）、辛开（半夏/干姜）三组药的关系，苦降药物靠舌质、舌苔来决定，如果舌红苔黄厚，这组药要重下，反之要减少；辛开药物与苦降药物成反比，辛开药多，苦降药少，气机上升，反之气机下降；健脾药物根据脾虚的程度来决定，如果脾虚严重，参枣药量要加大，反之要减少甚至不用。

8.4　清热剂与舌象

8.4.1　泻白散与舌象

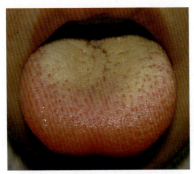

图264　舌红，苔黄厚而燥

组方： 地骨皮、桑白皮、炙甘草、粳米。

舌象： 舌尖红或舌稍红，苔稍厚。典型舌象参见"7.2.5.2 地骨皮与舌象"。

症状和体征： 肺热咳嗽，甚则气急欲喘。脉象不拘。

8.4.2　白虎汤与舌象

组方： 生石膏、知母、炙甘草、粳米。

舌象： 舌质红，舌面干，苔少或黄燥，或白燥，或干黑有芒刺。典型舌象见图264。

症状和体征： 外感病中壮热面赤，烦渴引饮，汗出恶热，甚则神昏谵语，脉洪大或滑数有力。

按： 典型的白虎汤证通常有"四大"：大热、大汗、大渴、脉洪大。但临床使用时，不必拘泥于此，抓住胃热炽盛这个病机即可。舌象对本方证诊断价值很大。

8.4.3　清营汤与舌象

组方： 犀角（现用水牛角）、生地黄、玄参、竹叶心、麦冬、丹参、黄连、金银花、连翘。

舌象： 舌绛而干。典型舌象见图265。

症状和体征： 身热夜甚，神烦少寐，时有谵语，口渴或不渴，或斑疹隐隐，脉细或细数。

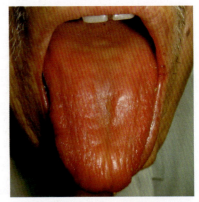

图265　舌绛，无苔而干

按： 舌象对清营汤证的诊断有重要作用。

8.4.4 犀角地黄汤与舌象

组方： 犀角（现用水牛角）、生地黄、芍药、牡丹皮。

舌象： 舌绛，少苔而干。典型舌象见图266。

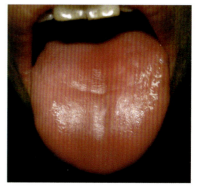

图266 舌绛，无苔而干

症状和体征： a.热伤血络，出现吐血、衄血、便血、尿血等；b.蓄血留瘀，出现善忘如狂，漱水不欲咽，胸中烦痛，自觉腹满，大便色黑易解等；c.热扰心营，出现昏狂谵语，斑色紫黑；d.脉细数。

按： 舌象对本方证的诊断价值较大。犀角地黄汤，目前笔者广泛运用于皮肤科疾病的治疗，如荨麻疹、湿疹、结节性红斑、痤疮等，取得了明显的疗效，应用时要紧抓血分热毒这一病机。热毒较盛者，生地黄的用量可加大，可用至50～100g，为预防生地黄引起的腹泻，可配以炒白术、焦白术、炒苍术、生姜等药物。

8.4.5 黄连解毒汤与舌象

组方： 黄连、黄芩、黄柏、栀子。

舌象： 舌红稍暗，苔黄厚。典型舌象参见"7.2.2.2 黄连与舌象"。

症状和体征： a.大热烦躁，口燥咽干，错语，不眠；b.热病吐血、衄血，或热甚发斑；c.身热下痢，湿热黄疸；d.外科痈疽疔毒，小便黄赤；e.脉数有力。

按： 舌象对黄连解毒汤证的诊断价值很大，是应用本方的重要指征。"6体质与舌象"一节中论述的"实热质"体质，也是应用本方的指征之一。

8.5 温里剂与舌象

8.5.1 理中丸与舌象

组方： 人参、干姜、炙甘草、白术。

舌象： 舌质淡嫩，苔薄白润。典型舌象见图267。

症状和体征： a.腹满腹胀，呕吐下利，大便稀溏，食欲缺乏，心下痞硬，或涎唾多而清稀；b.畏寒喜温，精神委靡，口不干渴或口干不思饮；c.脉细、虚、缓、弱，尤其是右关部。

按： 舌象对理中汤证的诊断非常重要。临床使用理中汤时，只要抓住"干姜舌"和"腹痛、腹满、腹泻、食欲缺乏"等消化系统症状，即可放胆应用。"阳虚质"体质，是应用本方的指征之一。

8.5.2 四逆汤与舌象

组方： 附子、干姜、炙甘草。

舌象： 舌质淡或暗淡，舌体多胖嫩，舌苔白腻或白滑。典型舌象见图268。

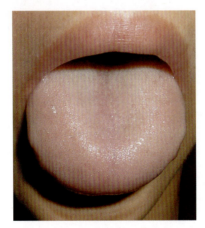
图267 舌淡胖嫩，苔白润

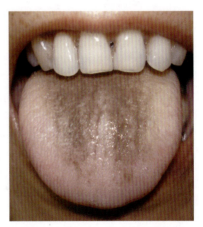
图268 舌淡白，苔灰白相兼而润

症状和体征： a.畏寒，四肢厥冷，尤其是下半身及膝以下清冷不温；b.精神委靡，倦卧欲寐；c.脉微、细、沉、迟。

按： 舌象是使用此方的关键。

8.6 补益剂与舌象

8.6.1 四君子汤与舌象

组方： 人参、白术、茯苓、炙甘草。

舌象： 舌淡嫩，苔薄白而少。典型舌象见图269。

症状和体征： 面色㿠白或萎黄，语声低微，四肢无力，食少或便溏。脉虚、细、缓。

按： 舌象和脉象对本方证的诊断较有价值。本方证与理中汤证相比，寒象不显。"气虚质"体质可作为应用本方的参考。

8.6.2 六君子汤与舌象

组方： 人参、白术、茯苓、炙甘草、陈皮、半夏。

舌象： 舌淡或淡红，苔白腻。典型舌象见图270。

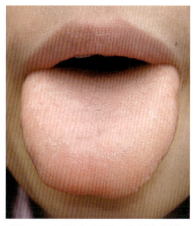
图269 舌淡红而嫩，苔薄白而少

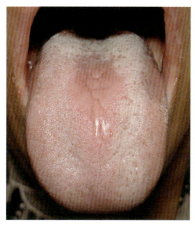
图270 舌淡红，白腻苔

症状和体征： 纳呆或纳少，恶心呕吐，胸脘痞闷，大便稀溏，或咳嗽痰多稀白。脉虚、弱、缓。

8.6.3 补中益气汤与舌象

组方： 人参、黄芪、白术、炙甘草、当归、橘皮、升麻、柴胡。

舌象： 舌淡或淡嫩，苔白。典型舌象见图271。

症状和体征： a.脾胃气虚，表现为发热、自汗出、渴喜温饮、少气懒言、体倦肢软、面色㿠白、大便稀溏；b.气虚下陷，表现为脱肛、子宫脱垂、久泻、久痢等；c.脉弱、沉细、虚。

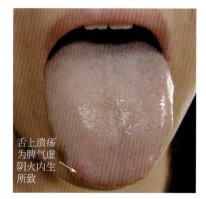
舌上溃疡为脾气虚阴火内生所致

图271 舌淡嫩稍紫，舌边有齿痕，苔薄白

8.6.4 四物汤与舌象

组方： 当归、川芎、白芍、干熟地黄。

舌象： 舌淡白或淡嫩，苔薄白稍干。典型舌象参见"血虚与舌象"。

症状和体征： a.面色淡白或苍白或萎黄，眼睑、口唇、爪甲颜色淡白；b.头晕，或见眼花、两目干涩，心悸，多梦，健忘，神疲，手足发麻；c.妇女月经量少、色淡、延期甚或经闭；d.脉细、虚。

8.6.5 六味地黄丸与舌象

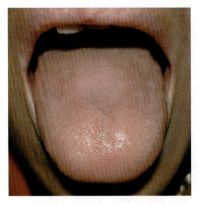

图272 舌淡红，苔少而干

组方： 熟地黄、山茱萸、干山药、泽泻、茯苓、牡丹皮。

舌象： 舌稍红或淡红，稍瘦薄，苔少而干。典型舌象见图272。

症状和体征： a.腰膝酸软，头目眩晕，耳鸣耳聋，盗汗遗精，小儿囟门迟闭；b.骨蒸潮热，手足心热，或消渴，或虚火牙痛，口燥咽干；c.脉细数。

按： 舌象对阴虚证的诊断非常重要，但症状对肾虚证的诊断非常重要。

8.6.6 肾气丸与舌象

组方： 干地黄、山药（薯蓣）、山茱萸、泽泻、茯苓、牡丹皮、桂枝、附子等。

舌象： 舌质淡，稍瘦薄，苔薄白润。典型舌象见图273。

症状和体征： a.腰腹疼痛，小腹或拘急疼痛，或麻木，或软弱无力；b.浮肿，小便不利或小便频数，多尿；c.痰液、唾液、白带等量多而清稀如水；d.严重的疲劳倦怠感，肌肤虚浮，或有水肿，手足常怕冷畏寒，时常出现烦热感；e.脉沉细，尺部尤甚。

按： 舌象对阳虚证的诊断非常重要，但症状对肾虚证的诊断非常重要。"阳虚质"体质是使用本方的重要指征之一。

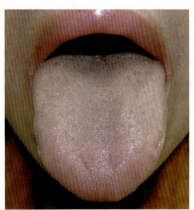

图273 舌淡胖嫩、偏暗，苔薄白

8.7 安神剂与舌象

8.7.1 朱砂安神丸与舌象

组方： 朱砂、黄连、炙甘草、生地黄、当归等。

舌象： 舌尖红或舌质红，苔薄黄而干。典型舌象见图274。

症状和体征： 心烦神乱，失眠，多梦，怔忡，惊悸，胸中自觉懊恼，脉细或数。

按： 舌象对本方证诊断价值较大。

8.7.2 酸枣仁汤与舌象

组方： 酸枣仁、甘草、知母、茯苓、川芎。

舌象： 舌淡白或淡红，苔薄白。典型舌象见图275。

症状和体征： a.睡眠障碍，或失眠，或多梦、噩梦惊醒，或睡眠浅而易醒；b.性情急躁，易心烦、心悸，容易紧张、兴奋；c.脉弦细。

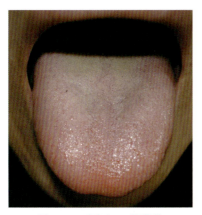

图274 舌尖红，苔薄黄

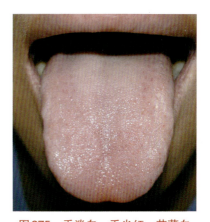

图275 舌淡白、舌尖红，苔薄白而干

（此处舌尖红仅为失眠之征，不是心火亢盛之征）

8.8 理气剂与舌象

柴胡疏肝散与舌象

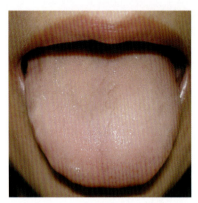

图276　舌淡嫩偏暗，苔薄白

组方：柴胡、芍药、枳壳、炙甘草、川芎、陈皮、香附。

舌象：舌淡或淡红，苔薄白。典型舌象见图276。

症状和体征：胁肋疼痛，胸闷喜太息，情志抑郁易怒，或嗳气，脘腹胀满，脉弦、弦细或沉弦细。

按：症状、体征和脉象对本证中肝气郁结病机的诊断有重要意义。舌象对病性偏寒的判断具有重要意义。

8.9 理血剂与舌象

8.9.1 血府逐瘀汤与舌象

组方：柴胡、芍药、枳壳、甘草、桃仁、红花、当归、川芎、生地黄、桔梗、牛膝。

舌象：舌质紫暗，或舌质有瘀斑瘀点，或舌下络脉瘀紫，苔薄白。典型舌象见图277。

症状和体征：a.疼痛部位多固定，出血易凝固，色紫黑；b.面色晦暗，精神不安，失眠，烦躁，甚至发狂；c.女性月经延期，经色暗黑，血块多，痛经；d.脉细涩。

按：舌象对本方证的诊断具有重要意义，尤其是舌质和舌下络脉变化。"瘀血质"体质也是使用本方的指征之一。

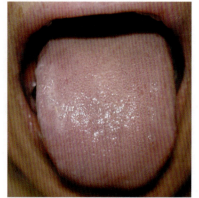

图277　舌紫暗，苔薄白而润

8.9.2 温经汤与舌象

组方：吴茱萸、当归、芍药、川芎、麦冬、半夏、人参、阿胶、桂枝、牡丹皮、生姜、甘草。

舌象： 舌质淡暗，或淡嫩紫，苔薄白润。典型舌象见图278。

症状和体征： a.月经不调，经色暗淡，或有血块，痛经，不孕症；b.自觉手足心热而又恶风、自汗，午后有发热感，或有头痛、恶心；c.腹壁薄而无力，小腹部拘急、疼痛或腹胀感；d.脉细涩。

按： 舌象对本方证诊断价值较大。临床使用本方时，要紧抓"虚"、"寒"、"瘀血"证素。

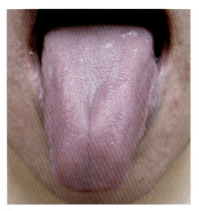

图278　舌淡紫，苔少

8.10　治风剂与舌象

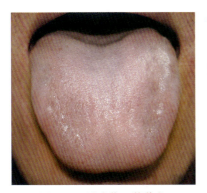

图279　舌淡紫，苔薄白

8.10.1　川芎茶调散与舌象

组方： 川芎、荆芥、白芷、羌活、甘草、细辛、防风、薄荷、清茶。

舌象： 舌淡或淡红，苔薄白。典型舌象见图279。

症状和体征： 偏正头痛或巅顶作痛，恶寒发热，目眩鼻塞，脉浮或紧。

按： 本方证的舌象常无特殊变化，因而症状的诊断价值比舌象大。

8.10.2　天麻钩藤饮与舌象

组方： 天麻、钩藤、石决明、山栀子、黄芩、川牛膝、杜仲、益母草、桑寄生、首乌藤、朱茯神。

舌象： 舌偏红，苔薄黄或黄。典型舌象见图280。

症状和体征： 头痛头胀，头晕，目眩，目胀，头重脚轻感，失眠，心烦，口苦，时有肢体麻木感，脉浮弦，或弦大有力。

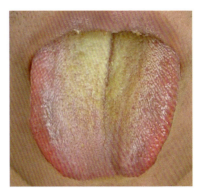

图280　舌紫红，苔黄

> **按：** 在本方证的诊断指标中，脉象和症状的重要性大于舌象。

8.11 治燥剂与舌象

8.11.1 杏苏散与舌象

组方： 紫苏叶、半夏、茯苓、前胡、苦桔梗、枳壳、甘草、生姜、橘皮、杏仁、大枣。

舌象： 舌淡或淡红，苔白稍干。典型舌象见图281。

症状和体征： 头微痛，恶寒无汗，咳嗽痰少，鼻塞咽干，脉浮，稍紧。

按： 外感病早期的病史和舌象、脉象的综合判断是本方证诊断的关键。

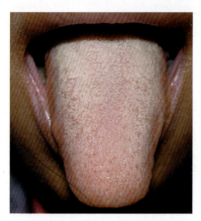

图281 舌淡红，苔白稍干

8.11.2 沙参麦冬汤与舌象

组方： 沙参、麦冬、玉竹、生甘草、冬桑叶、生扁豆、天花粉。

舌象： 舌红苔少，舌面少津。典型舌象见图282。

症状和体征： 咽干口渴，口唇干燥，或干咳少痰，或低热，脉细数。

按： 舌象对本方证的诊断价值较大。"阴虚质"体质，可作为使用本方的参考。

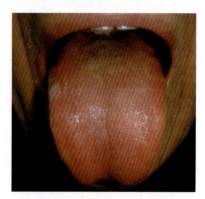

图282 舌红，苔少而干

8.12 祛湿剂与舌象

8.12.1 平胃散与舌象

组方： 苍术、厚朴、陈皮、甘草。

舌象： 舌淡或淡红，苔白厚腻。典型舌象见图283。

症状和体征： a.脘腹胀满，不思饮食，口淡无味，呕吐恶心，嗳气吞酸，常多自利；b.肢体沉重，头重痛，怠惰嗜卧；c.脉细、缓、濡。

按： 舌象尤其是舌苔变化，对本方证的诊断意义非常重要。

8.12.2 千金苇茎汤与舌象

组方： 苇茎、薏苡仁、冬瓜子、桃仁。

舌象： 舌尖红或舌红，苔黄腻或淡黄腻。典型舌象见图284。

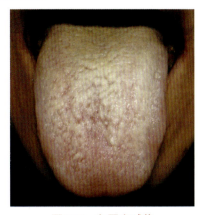
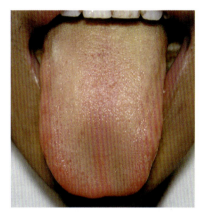

图283 白厚腐腻苔　　　图284 舌前部红，苔薄黄腻

症状和体征： 咳嗽，或咳吐腥臭痰，脉濡缓。

按： 千金苇茎汤是治疗湿热蕴肺和肺痈的常用方剂。

8.12.3 三仁汤与舌象

组方： 杏仁、飞滑石、白通草、白蔻仁、竹叶、厚朴、生薏苡仁、半夏。

舌象： 舌淡红或舌尖红，苔白腻或淡黄腻或黄腻。典型舌象见图285。

症状和体征： 头痛恶寒，身重疼痛，面色淡黄，脘腹痞胀，胸闷不饥，午后身热，脉濡缓。

按： 舌象尤其是舌苔变化，对本方证的诊断意义很大。

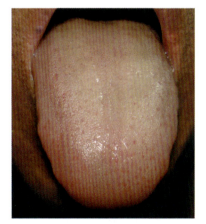

图285 舌尖红，苔薄黄腻

8.12.4 甘露消毒丹与舌象

组方： 飞滑石、绵茵陈、淡黄芩、石菖蒲、川贝母、木通、藿香、射干、连翘、薄荷、白豆蔻。

舌象： 舌质红，苔黄腻或黄厚腻。典型舌象参见"6.6 湿热质与舌象"。

127

症状和体征： 发热困倦，胸闷腹胀，肢酸咽肿，身黄，颐肿口渴，小便短赤，吐泻，淋浊，脉滑数。

按： 舌象尤其是舌苔变化，对本方证的诊断意义非常重要。临床使用本方时，要紧抓"湿热并重"这一病机特点。"湿热质"体质也可作为应用本方的参考。

8.12.5 五苓散与舌象

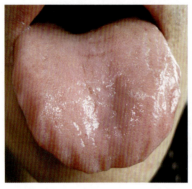

图286 舌淡胖而嫩、边有齿痕，苔白滑

组方： 猪苓、茯苓、泽泻、白术、桂枝。

舌象： 舌质淡或淡红，舌体胖或有齿印，苔薄白润滑。典型舌象见图286。

症状和体征： a.小便不利，口渴多饮，发热，有浮肿倾向；b.水入即吐，泄泻，头晕，头痛；c.脉象不拘。

按： 舌象对本方证的诊断意义很大。本方是机体水液调节剂，临床使用本方时，"口渴、小便不利、浮肿"是重要指征。

8.12.6 真武汤与舌象

组方： 茯苓、白术、芍药、附子、生姜。

舌象： 舌淡胖，苔白润滑。典型舌象见图287。

症状和体征： a.头晕目眩，心悸，震颤，畏寒，肢体浮肿；b.腹痛，小便不利，四肢沉重，喜暖恶寒，下肢冷痛，下利，或咳，或呕吐；c.肢体疼痛，麻木或痿躄不用，精神倦怠；d.脉沉细，或微细无力。

按： 舌象对本方证的诊断意义重要。临床使用本方时，要紧抓"阳虚、水饮"两个证素。

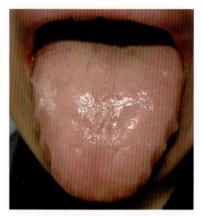

图287 舌淡嫩紫、边有齿痕，苔薄少而润

8.13 祛痰剂与舌象

8.13.1 二陈汤与舌象

组方： 半夏、橘红、白茯苓、炙甘草、生姜、乌梅。

舌象： 舌淡或淡红，苔白润或白腻。典型舌象参见"7.8.1 陈皮与舌象"。

症状和体征： 痰多色白易咳，胸膈痞闷，恶心呕吐，肢体困倦，或头眩心悸，脉滑。

按： 舌苔腻对本方证的诊断价值较大。

8.13.2 温胆汤与舌象

组方： 半夏、竹茹、枳实、陈皮、炙甘草、茯苓、生姜、大枣。

舌象： 舌淡红，苔白腻。或舌两边有"肝郁线"。典型舌象见图288。

症状和体征： a.胆怯易惊，惊悸不宁，失眠多梦，烦躁不安，口苦，胸胁闷胀，善太息；b.头晕目眩，呕恶，胃脘痞胀，吐痰涎；c.脉弦滑。

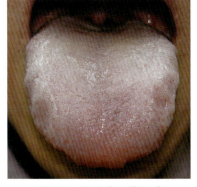

图288 舌淡紫，苔白腻

按： 舌象对本方证的诊断意义较大。本方证的证素是气滞、痰证和气逆，是治疗睡眠不足、七情失调导致的各种早中期内伤病证之要方，可称为内伤杂病第一方。

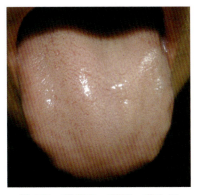

图289 舌淡白、胖嫩，苔白滑

8.13.3 小青龙汤与舌象

组方： 麻黄、桂枝、细辛、芍药、干姜、甘草、五味子、半夏。

舌象： 舌淡白或淡红，苔白滑。典型舌象见图289。

症状和体征： a.咳喘，痰液清稀或呈水样，量较大，或鼻塞、打喷嚏、流清水样鼻涕；b.恶寒，特别是背部有显著的冷感，发热或不发热，平时无汗，咳喘时可有汗出；c.脉滑或浮滑。

按： 舌象对本方证的诊断具有重要意义。"咳喘，痰液或鼻涕清稀量多"是应用本方的关键点。本方证的病性证素为"寒、痰（饮）"。

8.14 消导化积剂与舌象

8.14.1 保和丸与舌象

组方： 山楂、神曲、半夏、茯苓、陈皮、连翘、莱菔子。

舌象： 舌淡红，苔厚腻。典型舌象参见"7.9.1山楂与舌象"、"7.9.2神曲与舌象"。

症状和体征： 脘腹痞满胀痛，嗳腐吞酸，恶食呕逆，或大便泄泻，泄下酸腐之物，脉滑。

按： 舌苔厚腻和伤食史对本方证的诊断具有重大意义。

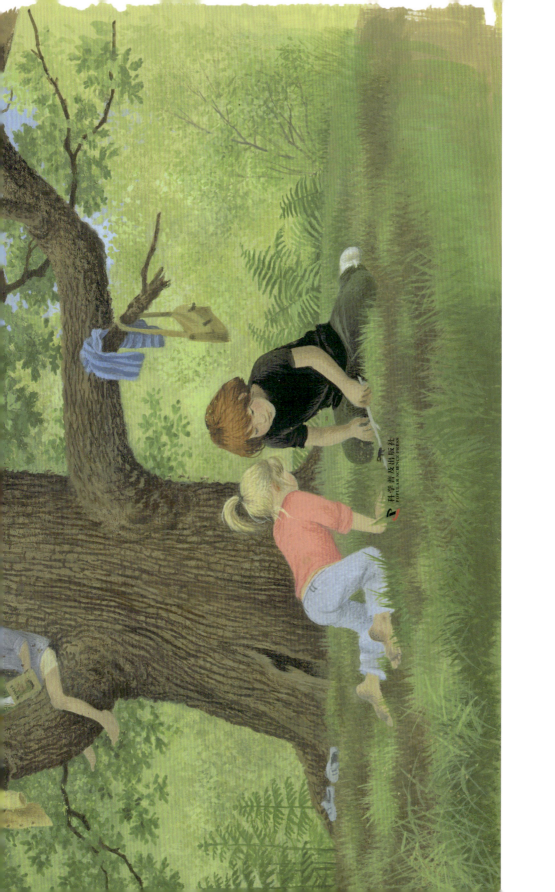